想怀孕就怀孕

破解不孕不育顺利当爸妈

台湾著名医师 台湾国泰综合医院生殖医学中心主任

赖宗炫 著

U0214920

浙江科学技术出版社

图书在版编目（CIP）数据

想怀孕就怀孕 / 赖宗炫著 . —— 杭州：浙江科学技术出版社，2019.3
ISBN 978-7-5341-8565-6

Ⅰ. ①想… Ⅱ. ①赖… Ⅲ. ①优生优育 – 基本知识②妊娠期 – 妇幼保健 – 基本知识 Ⅳ. ①R169.1②R715.3

中国版本图书馆 CIP 数据核字（2018）第 292978 号

著作权合同登记号　图字：11–2018–192号

想怀孕就怀孕　　赖宗炫 著

选题策划：冷寒风	责任校对：陈宇珊
责任编辑：王巧玲	责任美编：金　晖
封面设计：段　瑶	责任印务：田　文

出版发行：浙江科学技术出版社
　　　　　地址：杭州市体育场路347号
　　　　　邮政编码：310006
　　　　　联系电话：0571-85062597
图书策划：日知图书（www.rzbook.com）
印　　刷：北京天宇万达印刷有限公司
经　　销：全国各地新华书店
开　　本：720×1000　1/16
字　　数：150千字
印　　张：11
版　　次：2019年3月第1版
印　　次：2019年3月第1次印刷
书　　号：ISBN 978-7-5341-8565-6
定　　价：45.00元

专业且浅显的不孕症科普书

赖宗炫医师是本院相当优秀的医师，自2000年开始在国泰综合医院服务，曾在美国约翰·霍普金斯大学医院进修，2012年起担任国泰综合医院生殖医学中心主任。

在赖医师的经营下，生殖医学通过了国际ISO9001及SGS实验室品质认证，拥有高怀孕率与活产率。生殖医学中心临床上的服务包括冷冻精、卵、胚胎技术，以及达芬奇机器手臂辅助腹腔镜输卵管重接手术等先进技术，服务于众多不孕症患者，获得了高度的肯定。

除临床服务之外，赖医师同时致力于胚胎着床机制的研究，寻求对患者更有利的医疗方法，并已发表多篇相关的SCI论文。此外，他还每年固定参加欧美生殖医学会年会，学习最新医疗技术；并担任更年期医学会副秘书长及台湾子宫内膜异位症学会理事。

本书涵盖了不孕症的自我诊断、可能原因、改善方法等内容，并对常见的疑惑与误解重新作了说明。赖医师基于多年的临床经验，有感于患者面对庞杂信息的无所适从及焦虑，期盼借由本书给不孕症患者提供专业且浅显的知识，使其求子的过程更为顺利。赖医师在临床工作之余，仍然愿意抽时间撰写大众医学文章，无私分享专业知识，解答患者的疑问，服务更广大的民众，这种做法相当令人赞赏！

台湾国泰综合医院院长　李发焜医师

不孕并非绝症，
只是方法用错了！

我有三个宝贝，老婆和两个女儿，她们在我人生的不同阶段出现，一直陪伴着我。

刚结婚的时候，因为工作的关系，我和老婆分开住在两个城市，是所谓的"假日夫妻"，聚少离多。当时我忙于繁重的医疗工作，无暇顾及生子规划，但老婆很早就想要怀宝宝。她在经历了一个月又一个月的失望之后，已经有了担心难孕的危机意识，开始积极算日子，每个月的"黄金时间"如果不是在假日，就会要求我请假来个鹊桥会。

有一天在开会的时候，主任问："咦？小赖今天怎么没来？"

住院总医师突然戏剧性地跳起来喊："报告！赖医师请假，他老婆今天排卵日！"

瞬间全场哄堂大笑。我把这段趣事讲给老婆听时，老婆娇羞地说："你怎么连这种事都跟同事说啦！"

我喊冤："我没说啊！是常常周期性拜托人家跟我换班，人家猜也猜到了！"

足见我们当空中飞人往返两地造人已经有一段时间了。

老婆说，当医生宣布"得奖"的那一刻，她顿时觉得往返两地的辛苦都值得了，之前每一次期望落空的沮丧也都一扫而空了。这就是不孕症妇女的心情啊！

大女儿诞生时，那种初为人父的喜悦我至今记忆犹新！在我不孕科的行医生涯中，我常常想起自己作为过来人的感受，更想为每一对来求诊的不孕夫妻尽最大的努力，帮助他们顺利怀孕。

每对来看我门诊的不孕夫妻的状况都是不一样的，我都会花很多心思设计适合他们的治疗方法，不浪费任何一个能提高怀孕率的机会，因为这些夫妻的"造人"时间很宝贵，我需要陪他们与时间赛跑。

很多求诊者来之前已经在网络上查了不少信息，做了不少功课，应该掌握了不少怀孕诀窍，怀孕的成功率应该比较高吧？可惜的是，结果并不尽然。在我接触的患者中，反而是心无杂念，能听从医嘱按部就班的患者成功率往往较高，那为什么会如此呢？

网络虽然方便，但网络上的信息太庞杂，而且有许多似是而非的观念，以讹传讹后，没有医学背景的人通常很难辨别其真假，容易被误导。再者，有的信息是商业目的下的营销策略，不孕的朋友若缺乏判断力而照单全收，不仅会多走冤枉路，也可能会多花冤枉钱。所以网络上的言论并非全部可信，有问题还是应求助医师。

有鉴于此，我想写一本去芜存菁的不孕症宝典，来帮助不孕症的朋友。本书中我详列了不孕的自我诊断、不孕的原因、助孕的方法等，我也查阅了网络上有关不孕的讨论，同时也收集了我行医多年遇到的患者常有的错误观念，对这些有关求孕的疑惑与误解一一作了解答。这本书用浅显的语言，把我认为有帮助的知识系统地介绍给不孕的朋友，希望能帮助朋友们走对求子之路。

祝每一对想生宝宝的夫妻都能顺利完成当爸爸妈妈的心愿。

最后，谨以本书感谢所有在生命中陪伴过我、激励我成长的朋友。

台湾国泰综合医院生殖医学中心主任　赖宗炫医师

目录

第一章
你是真的不孕
不育吗?

第二章
对症下药，重获
做爸妈的权利

第三章
求子花招多，
有用的有几个

第四章
那些关乎怀孕
的事儿

测　试

影响怀孕因子的自我检测

为什么你们总是想怀孕却无法心想事成？是否真的不孕不育？来看看你们有没有这些状况！

请勾选以下与你们情况相符的项目：

□月经周期不规律：

例如月经周期过长（超过35天，甚至为季经、年经）或过短（少于21天）。

原因：排卵障碍、内分泌失调、药物的影响。

□经血不正常：

1. 经血量太少（1天1片卫生巾都用不完）或太多（卫生巾2小时不到就得换1片，1天超过8片）。

2. 经期太短（经血来潮低于3天）或太长（经血来潮超过7天）。

原因：生殖系统的病灶，如子宫内膜息肉、子宫颈息肉、子宫颈炎、子宫肌瘤、肌腺症、卵巢囊肿等。

□经前或经期不适：

会出现腹泻、腰痛、后背痛、腹胀、腹痛的症状。

原因：子宫内膜异位症、盆腔粘连。

□女方属于高龄：

年纪大于35岁。

卵巢老化、卵子质量不佳。

□生活作息不正常：

工作时间长且工作压力大、熬夜晚起床、睡眠不足。

易致内分泌失调，影响生精、排卵或精子、卵子的质量。

□曾流产或做过人工流产手术：

易致子宫内膜变薄、子宫腔炎症或粘连。

□"香槟酒"一族：

平日有抽香烟、吃槟榔、饮酒的习惯。

易致睾丸、卵巢老化早衰，影响生精、排卵或精子、卵子的质量。

□平日有服用药物的习惯：

如吃安眠药、抗抑郁剂、化疗药、免疫性疾病药物、类固醇药物等。

易致生殖内分泌系统失调，影响生精、排卵或精子、卵子的质量。

□有免疫性疾病、内分泌疾病：

如甲状腺功能亢进或低下、自身免疫性疾病、红斑狼疮等。

易致生殖内分泌系统失调，影响生精、排卵或精子、卵子的质量。

□女方身材过胖或过瘦：

身体的BMI（身体质量指数）大于30或小于18。

可能有多囊卵巢综合征。

综合以上统计，你的怀孕指数为：

□0～3项　"再加把劲"

只要积极面对问题，调整生活方式，并做好自我健康管理，怀孕应不难，且指日可待。

□4～6项　"还有机会"

必须意识到自己可能有不孕问题，并开始寻求解决方法，不然怀孕将可能是难事。

□7～10项　"需靠专业"

一定要让专业医疗手段介入，并给予相应的治疗程序与时间，否则怀孕的成功率低。

怀孕前的生育功能评估检查

一般婚前健康检查项目包括：

身体检查：包括身高、体重、血压、视力，以及胸部、腹部、生殖器检查。

优生检查：包括尿液、血型、血细胞数量、梅毒、艾滋病检查以及乙型肝炎抗原抗体、胸部 X 线检查。

此外，男性加做精液分析，女性加做麻疹抗体检测。

对于即将步入婚姻的新人，或是刚结婚正准备怀孕的年轻夫妇来说，一般婚前健康检查项目涵盖的范围并不足以完整评估生育功能。

由于影响生育的因素很多，如果能在怀孕前事先做好完整的生育功能评估检查，及早发现潜在的生育功能缺陷并尽早治疗，则对生育更为有利。

事实上不孕不育的基本检查项目能够比较完整地评估生育功能，同样也适用于想要怀孕的夫妇，因此建议夫妻双方在备孕前先到不孕不育门诊进行以下基本检查：

女性生育功能检查

❯ 妇产科病史及内诊

月经不调、经期不规律表示可能有排卵障碍、生殖道病变或性激素失调。例如，女性月经周期变长，脸上长胡须、脚和手臂的体毛很多，即可能患有多囊卵巢综合征。子宫肌瘤、肌腺症或卵巢肿瘤、子宫内膜异位症也会影响生育。此外，长期服用某些药物也可能会干扰正常的生殖机能。

女性来门诊时最好避开经期，以方便进行内诊。内诊可以检查阴道或子宫颈是否异常及有无炎症症状。内诊的同时做宫颈涂片，还可以初步判断是否有子宫肌瘤或卵巢囊肿等异常，并可进行超声检查以确认。

阴道超声检查

生殖器官通常都在骨盆深处，若利用腹部超声检查，很难作出正确的诊断，而采用阴道超声检查，可更清楚地检查出是否有子宫先天畸形、子宫肌瘤、子宫内膜息肉或卵巢囊肿等异常。而且阴道超声检查也是追踪卵泡大小、成熟度及子宫内膜厚度的利器。

阴道超声示意图

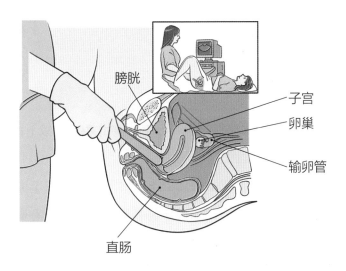

膀胱

子宫

卵巢

输卵管

直肠

记录基础体温

女性激素的分泌具有周期性的变化，它会使身体的功能产生变化，让体温上升或下降。女性从月经来潮时开始测量每天早上醒来时的基础

基础体温表的记录示范

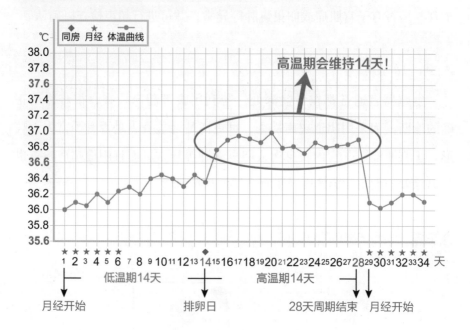

体温，直到下次月经来潮时结束，如果出现相差0.3℃以上的低温期与高温期，便可判断为有排卵。

排卵之后，孕激素分泌增加，由于其具有使体温上升的作用，因此排卵后基础体温会上升，基础体温表呈现二相性（有高温期与低温期）。如果基础体温表未呈现高温期及低温期，即代表该周期可能未排卵。

高温期即所谓黄体期，通常持续14天。若高温期经常维持在10天以内，则提示疑似黄体机能不全，要接受详细的检查。反之，若高温期持续14天以上，则有怀孕的可能性。此外，若基础体温太高或太低，则可能患有甲状腺疾病或免疫机能异常。

感染性疾病检查

常见的感染性疾病，如衣原体感染、淋病等容易引发生殖道粘连及输卵管阻塞，造成不孕症。特别是衣原体感染，会造成输卵管周围出现薄片样的粘连，使输卵管阻塞。此外，感染人乳头瘤病毒，容易造成尖锐湿疣或是子宫颈上皮病变；结核菌感染会导致输卵管功能障碍，这些都会造成不孕。可以做细菌培养、病毒类型分析或是抽血检查是否有上述感染。

血液性激素分析

月经来潮时可以检查女性激素分泌是否正常。其中决定卵泡发育的关键为卵泡刺激素（FSH）及黄体生成素（LH），如果FSH及LH过高就表示卵巢功能可能即将衰竭，无法再产生卵子。另外，泌乳素过高也可能会抑制排卵。因此可以把黄体期中期孕激素（主要为黄体酮，又称为孕酮）分泌浓度作为排卵的间接证明。

此外，对于子宫内膜异位症，通常通过抽血测定血液中CA125（一种肿瘤标记物）浓度来辨别其恶化的程度。这项检查易于观察疾病进展的程度，也可以用来确认子宫内膜异位症的治疗效果。

子宫输卵管造影

月经干净后3～7天内可以进行子宫输卵管造影检查。子宫输卵管造影是为了解输卵管是否通畅、宫腔是否异常而进行的X线检查。如果造影结果显示输卵管不通或宫腔有异常，就需要进一步接受腹腔镜及宫腔镜检查。进行子宫输卵管造影虽然会有些疼痛或不舒服，但对于多年不孕的女性而言，这项检查非常有必要，因为如果能明确输卵管不通或宫腔异常是导致不孕的原因并解决这些问题，怀孕就是顺理成章的事了。

❭ 同房试验

夫妻可在预期的排卵日前一天进行性生活，第二天早上即可到门诊接受诊治，观察宫颈黏液中精子的数量或运动率。这样一方面可看出女性宫颈黏液的状态：好的黏液呈清澈的水样状态，可以拉长到10厘米以上，太黏稠的宫颈黏液会阻碍精子的通行。另一方面也可看出男性精子在女性宫颈黏液中的状况，如果找不到精子（可能为男性不孕）或精子无法前进，甚至不动，则代表可能有免疫方面的问题（如存在抗精子抗体）。

❭ 腹腔镜检查

腹腔镜检查是比一般检查更深入的特殊检查，通常属于第二线检查。若进行上述各种检查后还是无法找出生育功能缺陷，或是子宫输卵管造影有异常时，为查明真正的原因，就可以进行腹腔镜检查。

❭ 腹腔镜示意图

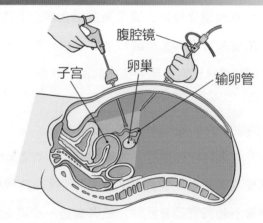

❭ 子宫内膜组织切片检查

子宫内膜对于顺利着床非常重要，如果子宫内膜生长紊乱，胚胎会很难着床。子宫内膜随着排卵后天数的不同，会呈现不同的特征。如果月经周期变短，尤其是黄体期少于12天，我们可在排卵后做子宫内膜组织切片检查，看看是否有黄体功能不足导致的子宫内膜生长紊乱现象。

宫腔镜检查

宫腔镜检查将内窥镜从阴道插入子宫内观察，借此了解子宫内是否有粘连、肌瘤、息肉等问题。小的肌瘤或息肉也可以利用宫腔镜在诊断的同时摘除。近几年，细软且具有高性能的软式宫腔镜非常普及，通常在门诊时就可进行此项检查。

宫腔镜示意图

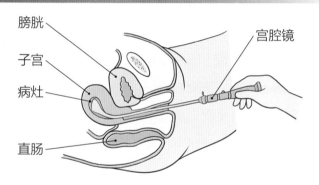

膀胱

子宫

病灶

宫腔镜

直肠

男性生育功能检查

大部分男性对于生育功能或不孕检查都不太积极，总会推脱说工作忙碌没有时间，或自认为没有问题，在接受检查时也会犹豫不决，甚至不愿意配合。传统的观点总认为无法怀孕主要是女性的问题，但事实上男性因素导致不孕的比例高达35％。

我在门诊偶尔会碰到有些男士长得人高马大，但是精液检查之后却发现是无精症患者。因此男性应积极接受生育功能检查，这样才能尽早发现问题，尽早治疗。

男性生育功能检查比较简单，主要检查如下：

精液检查

精液检查前最好禁欲3天，以便得到最佳状况的精子。2010年世界卫生组织制定的精液正常标准为排出的精液量在1.5毫升以上，每毫升要有1500万只以上的精子，而其中能向前活动的精子要占40%以上。如果结果出现异常，可以考虑先做生活方式上的调整，2~3个月后再做一次检查，因为男性的精子状况常出现相当大的起伏，而非"一试定终生"。

泌尿科会诊

如果精液检查确认精子的状态相当差，则需要进行泌尿科会诊。泌尿科会进行视诊、听诊、睾丸触诊等，检查生殖器是否有异常、是否罹患其他的疾病等，同时要测定血液中的雄激素或脑垂体激素。疑似其有精索静脉曲张时，则要进行超声检查。精子数非常少，或是精液中没有发现精子的话，则要进行睾丸切片检查，以了解睾丸制造精子时出了什么问题。如果睾丸切片检查判定制造精子的功能正常，但射出的精液中完全没有精子，则必须利用特殊造影检查来确认输精管是否有阻塞。

精子机能检查

精子是否具有使卵子受精的能力，光靠一般精液检查来判断有时候还是不够，因此必须进行特殊的精子机能检查。例如：去透明带仓鼠卵穿透试验、半透明带试验、精子透明带通过试验、精子膨胀化试验、顶体酶检查、CASA电脑详细分析精子运动检查、精子染色体检查。

第一章

你是真的不孕不育吗？

　　不孕症的定义究竟是什么？什么情况下可判断自己是不孕一族？相信许多人还是一头雾水！

　　根据医学定义，不孕症指的是一对男女拥有正常性生活，没有采取任何避孕措施，经过一年"努力造人"仍无法顺利怀孕。

　　但临床上的不孕症定义比较有弹性，可以以女性年龄来区分：

　　第一种指的是30岁以下妇女，拥有性生活、未避孕，但一年内仍无法自然怀孕；

　　第二种则是指35岁以上的妇女，拥有性生活、未避孕，但半年内仍无法自然怀孕。

　　属于这两种情形的人，在临床上可归类为不易受孕的人群，若想找出其中原因，最好是到医院做进一步评估及检查，尽快找出原因及时处理，以免延误"造人"的黄金时期。

　　那么，你是真的不孕不育吗？

不孕，到底是谁的问题？

有些人以为自己还年轻或不着急怀孕，觉得只要时间对了或规律行房，该来的一定会来，但有时可能事与愿违。不孕绝对不是只在某些特定的人身上才会发生的事，也不是绝对不会降临在你身上的事，其实很多不孕症患者都是看起来不可能不孕的人。现在很多人看起来很年轻，但其实年轻只停留在外表，身体的内在机能是无法掩饰的，它不会像外表一样，停留在某个自认为不错的状态。

一般人都以为身体正常，例如女性月经正常、男性射精无碍，就一定会顺利怀孕。我在临床上也见过许多例子，男女双方看似外观、生理机能正常，在结婚后满怀希望期盼"好孕"，同时也积极付诸行动，却迟迟得不到好消息。

过去，若夫妻结婚多年一直没孩子，长辈们大多会认为是女方肚皮不争气，婆婆的第一个责怪对象往往也都是自家媳妇，这让许多为人妻、为人媳的女性同胞独自背负着传宗接代的责任，更为了让肚皮可以早日隆起而四处求神问卜，尝遍各种偏方，压力可想而知。

然而，生不出孩子真的全是因为女方肚皮不争气吗？这根本是错误观念。我诊治的案例中就有一对年轻夫妻，结婚两年多一直无法顺利怀孕，女方一开始以为是自己的问题，去医院做了各种检查，却始终未找出不孕原因。后来在医生的建议下，男方也去做了检查，才发现原来男方是无精症患者。为了能早日怀孕生子，夫妻俩跑遍了各大医院，进行不孕症治疗。

这个案例清楚地告诉我们，不孕的原因有很多，不能把责任全都归结到女方身上。

有关统计发现，不孕症成因中，有35%的原因来自于男方，40%的原因来自于女方，10%～20%是男女双方皆有问题，剩下的10%才是不明原因的不孕。所以，应先去医院检查后才会知道究竟是谁的原因。

精卵相遇才能创造生命

一对曾来求诊的夫妻，结婚3年一直没有传出"好孕"消息。经过问诊后才知道，原来男方从来没有真正进入过女方的阴道，每次只是在

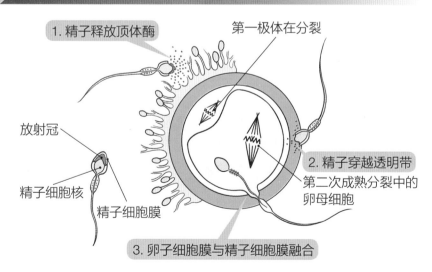

▶ **精卵相遇示意图**

1. 精子释放顶体酶

第一极体在分裂

放射冠

精子细胞核

精子细胞膜

2. 精子穿越透明带
第二次成熟分裂中的卵母细胞

3. 卵子细胞膜与精子细胞膜融合

阴道外徘徊。因为女方行房时会痛，所以男方也不敢真正进入。经检查后发现，女方的处女膜还很完整。所以正确地了解受孕的过程及正常性生活，是促成怀孕的先决条件。

怀孕关键：男女生理结构正常

怀孕需要依靠夫妻俩的相互配合。首先双方的生殖结构都须正常，且机能没有问题，这包括：首先男方的阴茎必须能正常勃起，并具备射精能力；其次，精液里正常形态的精子要有一定比例；再者，精子的数量要够、活动力要好，没有抗精子抗体及白细胞过多等问题；女方的阴道、子宫颈、子宫以及两侧输卵管、卵巢等构造须正常；女方排卵正常。

▶ 精子的质量、生殖器官都很重要

精子质量不佳是指精子畸形、精子活动力不好、数量不足或是抗精子抗体太高。

正常的精子数量为每毫升1500万只精子以上（2010年世界卫生组织公告标准），低于这个数值就可视为精子数量不足；若每毫升少于1000万只精子，则称为"寡精症"；另外，还有一种精液中没有精子的情况，称为"无精症"。

而抗精子抗体（Antisperm antibodies）是把精子当做外来物，引起身体免疫系统的抗体反应，从而产生的针对精子的抗体，男女均可罹患。抗精子抗体会粘到精子身上，造成精子粘在一起，活动力受到阻碍，游动速度降低，也会造成精子无法钻进卵子，导致卵子无法受精，从而造成受孕困难。

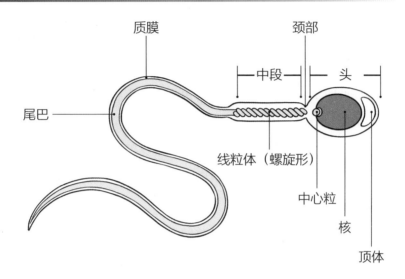

精子结构图

质膜

颈部

中段 头

尾巴

线粒体（螺旋形）

中心粒

核

顶体

此外，阴茎方面的问题，包括阴茎弯曲、阴茎无法勃起等，可造成男性无法顺利射精；睾丸方面的问题，主要有睾丸扭转、睾丸萎缩、精索静脉曲张等，也可导致不孕，其中精索静脉曲张会压迫睾丸，影响男性生精能力……这些问题在后文会有详细的论述。

▷ 子宫、卵子同样重要

在正常情况下，女性每月来1次月经，周期平均28～30天，只要在28加减7天的范围内，都是正常的。在每个月经周期，卵巢都会受到生殖内分泌作用的影响，排出一颗成熟卵子，等待着精子前来相会。

影响正常排卵的原因也不少，像卵巢与生殖内分泌异常，或是子宫、输卵管有问题，都可能导致排卵不畅。

先说卵巢，卵巢和排卵有绝对且直接的关系，它的健康自然也就显得重要了。如果女性患有多囊卵巢综合征、排卵障碍，出现月经周期异常或经血过少的现象，就会造成排卵不顺；卵巢长肿瘤、卵巢过早衰竭等疾病，也会影响排卵功能，甚至导致无法排卵。而生殖内分泌异常则会使女性出现泌乳素、雄性激素过高等症状，也会导致排卵出现障碍，造成女性不易受孕。

至于常见的子宫或子宫颈问题，包括子宫内膜异位症、子宫肿瘤、子宫内膜粘连、子宫先天异常、子宫颈炎症或狭窄等，都容易影响胚胎着床及精子游动，降低受孕成功的概率。常见的盆腔问题有盆腔粘连、输卵管粘连或阻塞等，都容易导致卵子输送过程不顺畅，并且会影响受孕概率。

再者，子宫内膜异位症更易导致卵巢、输卵管粘连或阻塞，影响排卵、胚胎着床及胚胎发育，甚至干扰精子运动。不少女性不易怀孕，原因之一便是子宫内膜异位，所以，如果想成功受孕，就得先治好这个病症才行。

▶ 子宫内膜异位示意图

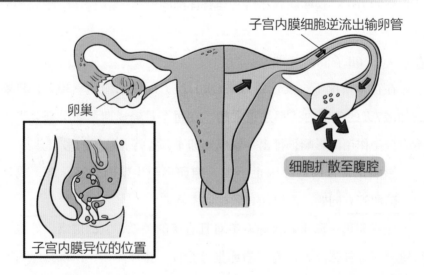

子宫内膜细胞逆流出输卵管

卵巢

细胞扩散至腹腔

子宫内膜异位的位置

了解怀孕的过程

　　有健全的生理结构就一定能怀孕吗？答案是"不一定"。如果不了解怀孕的过程，不知道如何才能怀孕，就像一开始我举的案例一样，除非有奇迹，或误打误撞，不然永远不可能怀孕。

　　什么是正确的怀孕过程？如何才能够顺利怀孕呢？

　　如果我们把卵巢比喻为制造卵子的工厂，输卵管就是工厂前面的那条

受孕过程说明图

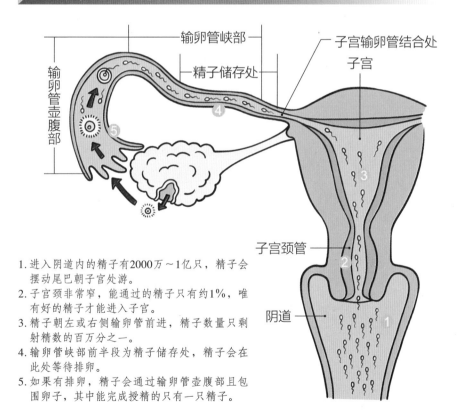

1. 进入阴道内的精子有2000万～1亿只，精子会摆动尾巴朝子宫处游。
2. 子宫颈非常窄，能通过的精子只有约1%，唯有好的精子才能进入子宫。
3. 精子朝左或右侧输卵管前进，精子数量只剩射精数的百万分之一。
4. 输卵管峡部前半段为精子储存处，精子会在此处等待排卵。
5. 如果有排卵，精子会通过输卵管壶腹部且包围卵子，其中能完成授精的只有一只精子。

运输货物的高速公路，子宫就是胚胎着床之后胎儿即将要居住10个月的房子，而阴道及子宫颈就是精子进入子宫这个房间的出入门户。

女性下丘脑和脑垂体的内分泌细胞每个月都会下指令，就好像下生产订单一样，要求卵巢工厂每个月都要生产卵子，让卵泡成熟，然后黄体酮作用在子宫上，让子宫内膜成熟，以提供胚胎着床的环境。男性的精子，会从子宫的门户——阴道、子宫颈进入体内，经过子宫，顺着输卵管这条高速公路前去与卵子相会，然后结合，之后形成受精卵。受精卵生长成囊胚后，要到子宫内着床、居住10个月（怀胎10个月）。

所以一位女性是否能怀孕，要考虑下丘脑和脑垂体的功能、卵泡的成熟度、排卵是否正常等因素。

❯ 生殖内分泌下命令生产卵子

人体的生殖内分泌器官可以看成是中央政府与地方政府。女性每月会排卵并形成月经，首先从下丘脑（就像中央政府）分泌促性腺激素释放激素（GnRH），作用到脑垂体（就像中央政府会下达行政命令一样），命令其分泌卵泡刺激素（FSH）及黄体生成素（LH）。这些激素就如同大脑对卵巢下的订单一样，会随着血液循环，作用到卵巢，使卵巢工厂产生卵泡，并且会让卵子慢慢成熟。

卵泡成熟并生长到某个程度时，就会排出卵子。整个过程差不多要经历2个星期。

排卵后卵泡会变成黄体，分泌黄体酮去支持子宫内膜，为着床做好准备。

由于黄体有一定的生长期限，所以若是成熟的卵子排出后未受精，黄体会逐渐开始分解，导致黄体酮下降，肥厚的子宫内膜开始剥落，从而形成月经并排出体外。而且下丘脑也会重新开始分泌GnRH，LH、FSH均开始增加，卵巢中的周期又再度发生，产生新的卵泡和卵子。

当卵子成品在卵泡中制作完成并顺利排出交货后，就会被输卵管吸附过去。输卵管伞部的形状就像朵喇叭花一样，会如同水母般地摆动并吸入卵子。输卵管将卵子吸进之后，会等待精子前来相会。此时女性因身体的激素作用，子宫颈分泌的黏液会从原本较黏稠的状态变成比较清澈的水样状态，好像无色透明的蛋清一样，分泌物也变得较多。由于激素作用，女性在排卵时性欲也会比平日更高涨。这些身体的变化全都是为促进受孕而做的准备。

卵子形成过程

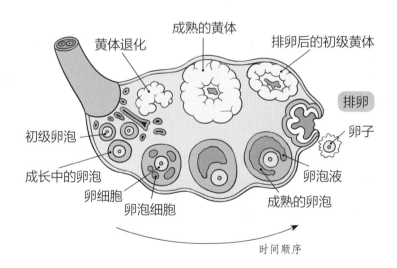

❯ 精子数量够、活动力好

如果在女方排卵时男方正好在阴道内射精，且其身体所制造出的精子的活动力好、数量够，那精子就能沿着女性阴道一路经过子宫颈、子宫腔，并向上游到输卵管，顺着这条高速公路到达卵子的周围，与在输卵管末端的卵子相结合。

在正常的状态下，男性每次的射精量平均差不多有2000万～1亿只精子。首先碱性的精子大军会先进入pH约4.5的酸性环境下的阴道内，但有部分会因酸性环境而无法生存；之后再进入子宫颈黏液区，就像陷入流沙区中。

一般来说，精子与卵子结合大多发生在输卵管的壶腹部，所以精子一定要很神勇地冲锋陷阵，以百折不挠的精神溯溪而上，抢第一名！如果精子活动力不够，或者数量过少，不够健康，就会败下阵来，没法冲到终点。

大量的精子在通过阴道与子宫颈的过程中会阵亡，剩下小部分兵力会再"攀岩溯溪"到达子宫。等与卵子相遇时，精子平均只剩下300只，可谓"斯巴达三百壮士"。最后，只有一只最强壮的精子能够钻入卵细胞内使卵子成功受精。

曾有一名结婚多年未孕的女性来求诊，经检查一切正常，我便建议她先生无论如何抽空来做一次详细的检查。结果发现先生的精子形态指数只剩下1%（正常值需超过4%），且有活动力的精子不到30%（正常值需超过40%）。这对夫妻连做两次人工授精都未成功，最后改做试管婴儿才成功。

只有顶尖精英才能达阵

与其说传宗接代是精子闷着头往前冲，倒不如说这是一场团体战，精子不仅必须和队友作战，有时还要与外来侵略者来个贴身肉搏战。

科学研究发现，为确保战果并提高受孕概率，精子兵团被赋予了不同的任务，分为"前锋"和"后卫"。"前锋"只需像过河卒子般拼命向前深入目标区便可。而一些卧倒在半途的"战士"，可别以为它们就此殉职了。过去往往以为那些是体力不支或醉卧半途的低劣精子，但最近的研究发现，其实它们可能是"牺牲小我，完成大我"的"后卫"角色。这些"后卫"精子一开始就留守原地，彼此交缠着尾巴，在泳道通路上形成障碍，并像海关般检查稍后进来的精子的身份。通过基因密码的比对，若属于同一"精子工厂"出产的精子就可通行无阻；反之，若非我族类，不仅过不去，而且还会遭受攻击、歼灭。

精子大军中只有能快速游动且体力好的尖兵，才能通过考验，最后成功到达输卵管。而这些"斯巴达三百壮士"，只有一只可以钻进卵子里。精卵在"鹊桥"相会后，会在输卵管的外侧三分之一处进行精卵结合，形成受精卵。

输卵管要畅通

曾有一位35岁的女士，离婚3年后，与现在的先生结婚。因先生是家中独子，所以公婆经常催促他们赶快生小孩。她不敢让公婆知道自己已经结扎，加上先生又希望能以自然的方式生小孩，不想做试管婴儿，于是到医院咨询重接输卵管的可能性。

医院经评估后确认可以重接，并安排达芬奇机器手臂辅助腹腔镜重接输卵管手术。该女士术后3个月做子宫输卵管造影确认两侧输卵管均已接通，再给予排卵药治疗3个月后，终于成功自然怀孕，并顺利生下男婴。

这个例子就可以说明输卵管的畅通与否，在怀孕过程中有着重要的作用。

正常女性的输卵管有左右两条，是精卵相遇的地方，可视为怀孕的"任督二脉"。如果发生阻塞不通，精卵就没办法鹊桥相会，那就绝对不可能怀孕了。

输卵管阻塞是女性不孕症的主因之一，大致上可分为3种类型：

1. **远端伞部阻塞**：多由盆腔炎造成，常会造成输卵管水肿。

2. **中段阻塞**：常由结扎手术引起。

3. **近子宫端阻塞**：常为人工流产手术后子宫腔感染的后遗症。

子宫输卵管造影可以初步诊断输卵管阻塞，如果怀疑不通，可进一

输卵管示意图

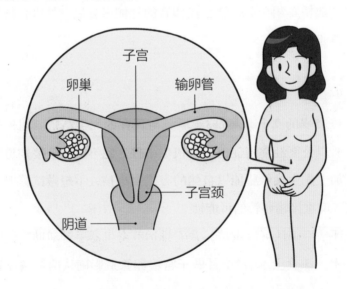

步做腹腔镜检查确认。一般来说超声波很难诊断输卵管是否阻塞，但如果输卵管远端阻塞造成输卵管水肿，就可在超声波下看到。

卵巢与子宫之间由输卵管相连，女性排卵之后，卵子须行经输卵管进入子宫段，此段最为狭窄，所以输卵管必须要很通畅，才能让排卵后的卵子不仅能与精子顺利相遇，而且形成的受精卵亦可成功地被运送到子宫内定居。

精卵形成受精卵之后，输卵管内的纤毛会开始摆动，将受精卵往子宫的方向输送。在此过程中，受精卵的细胞也会开始进行细胞分裂，一分为二、二分为四、四分为八，经历桑葚期、囊胚期，形成囊胚（受精后5～6天的时间），再到子宫腔着床，之后开始发育成胚胎。

▶ 子宫机能与内膜须正常

子宫是由肌肉纤维所组成的中空器官。在怀孕期间，由于体内激素分泌的影响，子宫会随着胎儿的成长而逐渐扩张。怀孕前，每一个月子宫内膜都准备好接受胚胎来着床，假如未受孕则子宫内膜会崩解，同时从阴道中排出，这种子宫内膜的变化直接受到卵巢和脑垂体的控制。

在脑部的指示下，脑垂体会分泌多种激素，其中卵泡刺激素（FSH）可刺激卵巢产生成熟卵泡，并且卵泡可分泌雌激素，刺激子宫内膜的成长。另一种黄体生成素（LH）可促进排卵且让卵泡变成黄体。黄体分泌黄体酮，可进一步促进子宫内膜生长，让胚胎能够着床。如无受孕，子宫内膜也随之崩解，从阴道排出形成月经，于是一个新的月经周期又开始产生。

如果子宫内膜生长紊乱，胚胎就很难着床。子宫内膜随着排卵后天数的不同，会呈现各种不同的特征。如果月经周期变短，尤其是黄体期少于12天的话，可以在排卵后做子宫内膜组织切片检查，看看是否有黄体功能不足导致的子宫内膜生长紊乱。

若子宫结构、机能正常，胚胎着床后就像住进豪宅，有顶级的设施与舒适宽畅的活动空间，让人一住进去就想赖着不走；若子宫结构与机能不正常，犹如让胚胎住在铁皮屋或顶楼加盖的违章建筑里，睡的是木板床或厚硬的岩石床，会使胚胎还没入住就急着想打包走人。

在胚胎着床前，房间要先装潢好，子宫的内膜要先预备完成，犹如房间已铺好舒适的地毯，也配置了柔软的水床。一切设施都要先备妥，且越软越适合胚胎居住。这些前期的装潢工程在月经周期的前中段（21天内）就已经在进行并逐渐施工完毕了。

造人时间要抓准

造人要趁早，才会有"好孕"到。

要自然怀孕，必须抓准排卵的时间。许多研究已证实生育力与女性年龄有较高相关性。30多岁女性的受孕率只有20多岁女性的五分之一而已。

女性在一个月经周期只有一次排卵。排卵多发生在下次月经来潮日往回推的第14天，称为预期排卵日。排卵日、排卵日的前3天和后2天，这6天是女性最容易受孕的时期。

男子每次射出的精子绝大多数会于48小时内在阴道中死亡，只有少数能在宫颈管内继续存活长达3天。而卵子排出后，受精时限仅有6～24小时。精子进入女性生殖道后，生命期为1～3天。因此，最佳受孕时间就是排卵前48小时到排卵后24小时内。

排卵之后，卵子如果在24小时内没有受精就会死掉。所以在排卵前2天至排卵日当天行房，受孕概率最高。

如果在排卵到受精、着床的整个过程中，任何一个阶段发生了障碍，如女性出现排卵问题、卵巢早衰、输卵管阻塞或粘连、子宫腔肿瘤、输卵管缺失、子宫中隔，男性出现无精或寡精、精子形态或活动力差等问题，都有可能造成无法怀孕。

"好孕"加油站！

除了体温变化外，若出现以下变化，就代表可能是排卵期到了

食欲下降：研究表明，女性的食欲在排卵期时最低，专家指出这是人类的自然本能保留至今的结果——排卵期的雌性动物会将更多的注意力放在寻找异性繁衍生息上，而不是放在寻找食物上。

精力旺盛：这也是遗传自人类的自然本能。为了能够成功地吸引异性，排卵期的女性会变得神采奕奕，爱表现自己。

性欲高涨：女性在排卵期的性欲会比较旺盛，这是希望怀孕的身体信号达到最高值的体现。

阴道分泌物增多：女性排卵前阴道分泌物少、黏稠且不透明；随着排卵期的临近，阴道分泌物逐渐增多，呈稀薄乳白色；至排卵期，分泌物的量明显增多，并呈水样透明清亮，阴部会变得潮湿润滑，用卫生纸擦时会有鸡蛋清样的条状黏液。这种阴道分泌物增多现象一般持续2～3天，此时女性最易受孕。

为什么一直无法怀孕呢？

"大夫，我们真的真的好想要一个小孩，可是，不管我们怎么努力，就是不能怀孕。"

"大夫，有没有什么方法能够很容易受孕？"

"大夫，我们结婚快5年了，什么听过的方法都试过了，就是没有消息，到底为什么？"

"大夫，我们夫妻俩都做了检查，没问题啊，但为什么就是不能怀孕呢？"

要一个小孩真的很难吗？说真的，如果不是生理结构的问题，只要还在生育黄金时期，要一个小孩真的不会太难，至于为什么有些夫妻就是不能如愿，归纳起来，大概有以下几个原因：

不了解受孕的过程

虽然现在的人信息来源丰富多元，相关的性知识或"非正式的教学影片"，也就是俗称的成人片也很普及，但是许多成人片的内容实际上是错误的，反而衍生出更多问题。

其实很多人是因为不了解受孕的实际过程，或无法抓准受孕的时间，从而导致长期难以受孕。看到这里，你心里一定会浮现出一个疑问句——"怎么可能？"但真的就有这样的情况发生。

在临床上，我曾遇到有些高级知识分子，即使双方都从大学、研究所毕业，甚至工作多年，也还不知道该如何正常地受孕。如果是这样的情况，只要经过详细的讲解，想成功怀孕就不是件难事。

事实上，精子、卵子要能够"鹊桥"相会，必须通过层层关卡，像年龄、知识等，每个关卡都很重要。

就以年龄来说吧，现代人常过30岁才想结婚，可是根据临床的统计，女性一旦超过30岁，男性超过40岁，生育力就会明显下降。"可是刚结婚，哪来的钱养孩子呢？""20多岁的花样年华，玩都还没玩够啊！"……除非是奉子成婚，否则，有些人觉得一结婚就生孩子，就会因为照顾小孩而失去自我；也有些人会觉得自己的经济基础不稳固，养孩子是一大负担。这些自然都是必须考量的因素，但如果真的想要孕育下一代，我还是建议男女都应尽可能早点结婚生子，早几年先要孩子，这样女性身体恢复能力好，很快就可上班养家。

至于类似到底什么季节、什么时间才是最佳受孕时机这样的问题，虽然不是最重要的，如果希望在身心最佳的状态下怀孕，或许也可以一并考虑进去。

在我看来，春暖花开的季节就是孕育生命的最佳时机，无论气候或温度，春天都是一年当中最宜人的季节，也是最适合受孕的时候。不过人类因社会化明显，怀孕时间点也逐渐在改变。临床观察，现代人最佳的受孕时机应该是在长假，包括寒假、春节等。此时正值冬季，天冷外出活动机会自然降低，性事频率增加，受孕机会较多。

身体机能差、结构异常或有疾病

无论男女，当然是健康状况越好越适合受孕，因为在有足够体力与能量的情况下，身体状况良好，再搭配充足的营养，胎儿便能健康茁壮。如果孕育宝宝的身体器官出现机能不良或缺陷，自然无法正常运作，从而影响受孕。

导致男性不育的最常见原因包括无精症及寡精症，此外，还有精子畸形症及精子无力症。少数男性不育是由先天生殖系统异常或染色体异常所引起的。女性不孕最常见原因是排卵障碍。此外，盆腔炎或子宫内膜异位症，可能导致输卵管阻塞及盆腔粘连。阴道及子宫先天畸形、子宫肌瘤或肌腺症也容易造成重复性流产。

俗语说："巧妇难为无米之炊。"在食材很少（精子、卵子数量少），或者只有简单的炊具（轻微子宫异常）的情况下，如果只有木材跟火柴棒，只要认真有心，要将菜端上桌或许还有可能；如果连食材都没有（无精子），或者完全没有炉子、锅（子宫不堪使用），对任何人来说，要做出菜都是难上加难的。

这种情况可以说是先天不足，即使再努力"造人"，也无法怀孕。

在这些情况中，有些可以依赖医疗介入而得以矫正，例如女性中隔子宫可通过宫腔镜手术切除而矫正。但是当女性患有慢性疾病或癌症、自身免疫性疾病、肝病、脑部病变、肾脏疾病时，会比较不容易受孕。这是因为当女性健康状况不佳时，性激素也容易紊乱，有些有家族性疾病的人（例如染色体异常），也会有不易排卵的问题。

不过，这些情况经由药物或手术治疗后，有些人还是可以顺利受孕，如果是先天没有精子的男性，治疗方式必须依赖借精。

生活习惯差导致不孕

现代人因为工作量大、生活压力重、运动机会少，再加上饮食偏精致及以酸性的肉类为主，少动多坐让身体进多出少，虽然还不至于出现慢性疾病，却造成了很多健康上的不良影响，也改变了精卵质量或影响了排卵周期，造成受孕之路出现了绊脚石，从而难以顺利怀孕。

据统计，工作环境温度过高或是具有太多重金属、放射线等物质，也可能引起男性不育，因此男性厨师、工程师、医疗放射师等人群要多加留意。此外，长时间心理紧张，以及处在电磁场工作环境，都有可能间接影响生育能力。特别值得一提的是，交际应酬较频繁，饮酒或是吸烟过量，都是妨碍怀孕的重要因素。

除了上面提到的原因外，还有一个很容易被大家忽略的现象——紧身裤。女性经常穿着紧身裤，容易造成生殖泌尿系统方面的疾病；男性经常穿着紧身裤，则会导致睾丸温度过高，降低生精能力，因此，不能为了美丽或帅气，让怀孕之路变得坎坷难行。

事实上，在日常生活中有良好而规律的作息习惯、放松心情避免压力过大、远离烟酒、避免久坐、改穿宽松的裤子、避免接触有毒的化学物质或放射线、远离高温环境，以及保持规律的性生活，都是有助于怀孕的。如果身体出现了一些不算严重的问题，只要经由生活习惯的改善，让身体机能渐渐恢复正常，就能提高怀孕的概率。

求助偏方反阻拦"好孕"

许多人面临求子不顺的问题时，以为可能是自己与孩子的缘分不佳，而寻求民间疗法，包括以针灸刺激穴位、指压、按摩，还有经络推拿等来治疗，也会吃一些所谓的健康食品等，也有人会选择相信一些生子偏方，喝一些所谓秘方、助孕方、怀孕汤之类的东西。更多的人迷信广告宣传，到一些标榜能提高生育率的非医疗机构去寻求帮助。

偏方上百种，到底有没有用？

在门诊时，总会听到来就诊的夫妻们说到他们曾经试过多少种方法来让自己怀孕，有些确实是有一点根据，有的听了实在让人啼笑皆非，我大致把听过的整理如下：

1. 清宫生男生女图：清宫生男生女图根据女性年龄及怀孕月份推算，年龄以实际年龄加一，怀孕月份则按农历计算，只要按特定日子行房，就可控制孩子的性别。

▶ 没有科学根据。

2. 早上交欢：早上起床后忍尿交欢，并采用男上女下姿势，完事后女方垫高腰部，躺在床上休息一会儿。

▶ 其实姿势不重要，重要的是须在排卵日当天及排卵前一两天行房，怀孕率才高。

3. 食疗法：男性多吃含锌、钙或维生素D、维生素E的食物，如鸡肉、海鲜、牛奶等，令睾丸雄性激素分泌增加。女性每天饮半杯清茶，怀孕机会可增数倍。

▶ 其实男女都应该注意均衡饮食，避免偏食、摄食过度加工及辛香辣调味的食物。

4. 穿宽松裤：睾丸过热会致精子数量减少，男性应多穿透气短裤或宽松外裤，避免用太热的水洗澡或做推拿。

▶ 这是正确的观念，穿宽松衣裤有助于睾丸散热，增加睾丸生精的能力。

5. 用饮食事先控制酸碱体质、算排卵日、运用特定性交体位、控制高潮、冲洗阴道以改变酸碱值，就可以影响生男生女的概率。

> 这些民间流传的方法无法确切控制怀孕后孩子的性别。

6. 若男女在情绪波动太大或精神受到创伤后受孕，会影响将来孩子的身心健康。

> 精神状态不好及压力过大都会影响排卵及激素的分泌，影响的是受孕概率，至于会影响将来孩子的身心健康，并没有科学根据。

7. 男女在吸烟和饮酒后马上行房，受精卵质量会不好，也会影响将来孩子的健康情况。

> 不论是吸入一手烟还是二手烟，都易引起胎儿畸形；大量饮酒者也容易不孕。因此，最好戒烟、避免吸入二手烟，同时也不要喝酒及咖啡。

8. 避孕药无论是口服、贴片式还是植入式，若停药时间不足两个月，因尚有药物残留体内，若受孕则对胚胎不好，因此，忌受孕。

> 避孕药成分大多为人工合成的雌激素及黄体酮，对胚胎组织有不同范围和程度的影响，因此，建议停用两个月后再准备怀孕。

9. 长期使用避孕药，易压制卵巢排卵功能，可能让女性不容易怀孕。

> 使用避孕药一年以上，确实会抑制脑垂体的活性，影响性激素的分泌，但停药两个月后，体内激素恢复正常就可正常怀孕。

10. 服用或施打排卵药物，会增加女性生殖系统相关部位的癌症。

> 目前美国食品药物监督管理局认可的刺激排卵药物，都没有致癌的结论。

11. 胚胎植入后要卧床休息两个星期，可以增加成功着床的概率。

> 事实上，只要头低脚高卧躺1小时即可，并且应多休息，补充足够

的营养，可增加子宫的血液循环，提高着床成功率。

12. 月经来潮或刚结束的时候，因为尚未排卵，所以发生性行为并不会怀孕。

❯ 此时并非排卵期，所以怀孕概率不高。

总之，有些人为了能顺利怀孕，求神问卜、四处打听，不管可信度如何，都愿意去试，而且总要等一段时间过去了，发现仍然没有怀孕时，才会萌生到正规医疗机构求诊的念头，但这时可能已经过了生育的黄金时期。这真的是相当可惜！因为影响怀孕最重要的因素就是年龄。高龄是怀孕的天敌，即使在今日，人工生殖技术的发展较以往已精进许多，但是仍无法完全克服高龄造成的不孕。想怀孕却又迟迟未怀孕者，需要及早了解原因，并着手进行改善，才有可能心想事成。

不孕症患者往往要承受生理和心理的痛苦，这时，医生必须尽其所能给予协助。但还是要提醒想要有自己孩子的夫妻们，不孕症的治疗有黄金期，治疗效果与年龄有最密切的关联，所以要避免受不孕的困扰，

"好孕"加油站！

值得注意的是，从 1998 年到 2011 年，在接受人工生殖技术的女性中，年龄未满 35 岁者的植入活产率提高了 9.7%，35～42 岁之间者的植入活产率也提高了，但唯独大于 42 岁的受术女性的活产率下降了 3.8%。这也显示了年龄是人工生殖治疗成功与否的最重要因素。医院不孕症门诊求诊及咨询人数都有增加，做试管婴儿的周期数也增加了四成，其中不乏高龄的求孕妇女。最近也有很多 40 多岁的妇女表示自己想生却迟迟不能受孕。事实上，到不孕症门诊求诊的女性多半有高龄因素，卵巢老化，还有许多是"次发性不孕症"的患者。

尽早就医治疗是关键。生育必须趁年轻，一旦超过年龄，再先进的技术恐怕也束手无策。

没怀孕就一定是不孕？

因为工作生活习惯的改变，不孕问题越来越多，也让怀孕之路变得日益艰难。

曾有媒体报道，一位42岁的女制作人在事业稳定之后，想要一个孩子，历经打针、吃药后，两年过去了，仍然一点动静也没有。她无奈地说："工作上我可以控制成败，但是对于体内那颗小小的卵，我却无能为力。"一语道出不孕妇女的心声。

现代人因为求学与就业原因，普遍晚婚。尤其在一线城市，女性超过30岁结婚者比比皆是。晚婚加上经济压力而延缓生育年龄，不知不觉中卵巢已老化，导致不易受孕或不孕。幸好，近年来，生殖医学的发展与技术日渐成熟，对于这类晚婚后不易受孕的妇女，已有新的人工辅助受孕疗程，省时、更有效率而且相对花费便宜，可以帮助晚婚夫妇达成生儿育女的愿望。

近几年，进行人工生殖的患者比例不断上升，这也表明了因不孕问题而求助于医疗介入者有越来越多的趋势。人工生殖技术正处于不断发展之中，1998年人工生殖的怀孕率为30.5%，活产率为22.2%，此后逐年递升，至2011年，人工生殖的怀孕率为37.3%，活产率为27.7%。

年龄是影响生育的关键

多大才是最佳的生育年龄呢？真的是越年轻生孩子越好吗？晚一点生真的就不好吗？多少岁生才算是晚生呢？……这些问题全围绕着一个关键词，就是"年龄"。

没错，影响生育最重要的因素正是年龄。不论是怀孕率还是活产率，都明显与女性的年龄有关，特别是年龄超过40岁的女性，人工生殖的成功率有明显的陡落。

将配偶间精卵所形成的新鲜胚胎植入母体内，在小于35岁的女性中，成功怀孕的概率为50.3%，但超过40岁，就仅剩下15.7%的成功率。而胚胎成功存活下来并生产的概率，小于35岁的女性为38.9%，而大于40岁，则降为7.5%。

现代女性晚婚似乎是不可避免的趋势，然而晚婚却会出现高龄导致生育力下降的问题。大部分研究已证实卵巢老化与年龄有较高相关性。随着生殖医学的进步，新药不断被开发出来，新式的诱导排卵疗程并配合人工授精技术的应用，可以更有效率地帮助晚婚而想生育的夫妻早日达成生儿育女的愿望。如果你已婚而且满30岁，无避孕却未怀孕，则应该注意到自己可能不易受孕，应尽早找专家咨询，并选择有效的助孕方法，才能避免无子的缺憾。

除了年龄所造成的影响之外，不孕或不育还可能是由于身体先天出现了结构上的不足，或是后天生活习惯或身体机能出现问题才导致的失调。

必须找出不孕的真正原因

一般在不避孕且正常的性生活状态下，自然怀孕率应该在20%左右，依照这样的概率，持续一年下来，怀孕的概率超过90%。

因此，小于35岁的女性，在没有采取避孕措施，经过一年的努力，且每周都有2～3次规律性生活的情况下，如果无法受孕成功，就是医学上所称的"不孕症"。35岁以上的女性，只要经过半年的努力，仍没有受孕成功，都应该到医院做进一步的检查，以找出不孕的原因。

造成不孕的原因非常多，有些人可能因为胚胎本身有染色体问题、胚胎受到感染或因母体的血管阻塞等，导致虽然可顺利受精，胚胎也能着床，但在着床之后却无法发育下去。

此外，早期的避孕药确实会因为剂量过大，而有长期服用导致不孕的可能性，但由于现在都是低剂量的避孕药，这种情况较不易发生。不过未婚及未怀孕过的女性要注意，放置子宫内的避孕器如果时间过久，很容易造成盆腔感染、粘连，或者输卵管阻塞及粘连，这些都有可能产生不易受孕的后遗症。

做妈妈的七大难关

　　刘小姐今年35岁,月经大约30天来1次,经期约7天。已婚5年,3年前怀孕过1次,但在怀孕6周时发生流产,从那之后就没再怀孕过。去年搬新家后就想要生个宝宝让家里更温馨幸福,除了吃中药调理身体外,平日作息规律也注意运动,但是经过这一年的努力,却一点好消息都没有。

　　这一年来经期渐渐拉长,约10天才结束,月经量也有增加,有时还有血块,甚至有时会有头晕现象,走路或爬楼梯会有点喘,也会感到比较累。她先生知道后就带她到医院检查。

　　抽血检查后发现刘小姐血色素偏低,有贫血现象,而且妇科超声检查发现有一颗3厘米大的子宫肌瘤突出在子宫腔内,医生诊断为子宫黏膜下肌瘤合并经血过多引发贫血,于是采用新式宫腔镜手术将肌瘤切除。

　　术后,刘小姐的月经很快就恢复正常,贫血也改善了。之后再给予排卵药物治疗并采用人工授精,终于让刘小姐怀孕,并顺利生下宝宝。

在女性不孕的原因中，最常见的是排卵障碍，约占30％；其次则是输卵管阻塞，约占25％；而子宫或子宫颈问题所引发的不孕则占20％～30％，剩下的不孕原因则由体重、生活习惯等因素引起。

如果女性的身体机能或生殖器官出问题（例如卵巢的功能性或机械性障碍、输卵管阻塞、子宫机能与结构不良、子宫颈及阴道病变，或是内分泌及免疫系统出现异常），影响怀孕过程的任何一个环节，都可能导致怀孕之路出现难关。只要有一个地方卡关，都可能变成生育的阻碍。

难关一：排卵障碍，难有"好孕"

只要有月经，就一定有排卵？有排卵、性行为，就一定能够自然怀孕？

很多人都自然而然地觉得就是这样吧！但真的是这样吗？不见得，不过这却说明了一件事，"会排卵"确实是"想怀孕"的重要条件。换句话说，如果有排卵不正常或无法排卵的情况，想要自然怀孕就很困难了。

这里我们当然要先了解一下卵巢的结构。

卵巢是位于子宫两侧的一对卵圆形的生殖器官。它的外表有一层上皮组织，其下方有基质结缔组织。卵巢的内部结构可分为皮质和基质。皮质位于卵巢的周围部分，主要由卵泡和结缔组织构成；基质位于中央，由疏松结缔组织构成，其中有许多血管、淋巴管和神经。

卵巢左右各一，乳白色，质较韧硬，呈扁平的椭圆形，类似橄榄，表面凸隆。女性年幼时卵巢的表面平滑，性成熟后，由于卵泡的膨大和排卵后结痂，卵巢表面往往凹凸不平。卵巢的大小和形状，也因年龄不同而不同。通常女性的左右卵巢并不一致，一般左侧大于右侧。成人卵巢的长度左侧平均为2.93厘米，右侧平均为2.88厘米；宽度左侧平均为1.48厘米；右侧平均为1.38厘米；厚度左侧平均为0.82厘米，右侧平均为0.83厘米，卵巢重为3～10克。女性35～45岁时卵巢开始逐渐缩小，到停经期以后，卵巢可逐渐缩小到原体积的三分之一。通常成人卵巢的大小相当于其本人拇指指头大小。由于卵巢屡次排卵，卵泡破裂萎缩，由结缔组织代替，故其实质会渐渐变硬。

卵巢每个月都会排一颗卵子，一年约排12次卵，这是一般女性的正常生理周期。可是，也有些女性可能无法排卵，或是2～3个月甚至半

▶ 卵巢结构图

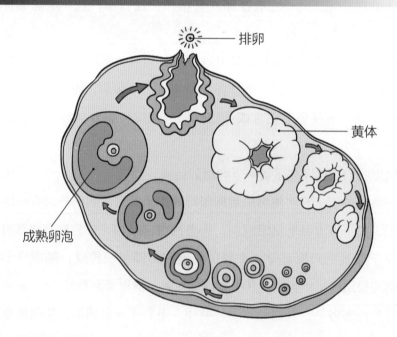

排卵

黄体

成熟卵泡

年、一年多才"排一次卵"。不论是无月经还是月经周期太长或太短，反映出来的就是排卵异常、卵泡内的卵子发育有问题。卵子不能够发育的原因，大致可分为两点：首先就是卵子或卵巢本身异常，其次则是脑部无法正常释放出控制卵子发育的激素。例如：染色体异常导致无卵巢或卵巢早衰无法发挥功能。

卵巢就像是工厂，在"出货"（排卵）过程中发生问题，导致无法正常出货，可能是由于"订单"（脑垂体内分泌）、"工厂运作"或"组装"（卵巢功能）环节出了状况。

排卵问题可能是因为"订单"不明（脑垂体内分泌异常），没有"订单"卵巢就不会"出货"。卵子不能够正常发育的另一原因，是脑部无法好好地分泌调节激素，主要由下丘脑与脑垂体功能障碍引起。下丘脑是掌管摄食、愤怒、性欲的中枢，一旦此处承受压力，就会影响脑垂体的女性激素分泌及调节，从而引起月经异常。下丘脑出现毛病时，促性腺释放激素（GnRH或LH-RH等激素）的分泌就会降低。

身体的脑垂体会发号施令，分泌促卵泡刺激素（FSH）、黄体生成素（LH），这些激素会告知卵巢什么时候开始制造卵泡，但是脑垂体若没下命令，卵巢就不会接到"订单"，卵巢工厂犹如放假，不会制造成熟卵子。脑垂体的机能降低时，会引起顽固性的排卵障碍。脑垂体分泌的催乳激素分泌亢进，也会引起排卵的障碍。

再者，若卵巢工厂运作不好，当然也无法出货。工厂的设备不佳，也会阻碍出货。如先天的卵巢构造畸形或发育不良，都有可能影响卵巢工厂的运作。

卵巢工厂组装或运送有障碍

即使上游的"订单"（脑垂体内分泌）正常，但在组装或运送过程出了问题，也会造成排卵障碍，让卵巢出现功能性或机械性的障碍。

功能性障碍：组装出问题有时是缺乏某个零件造成的。卵泡要形成且成熟需依赖一些原料，如卵泡刺激素、黄体生成素，刺激卵泡长大至一定程度后破裂，让卵子排出。在此过程中若原料供给不足，自然就无法制造出卵子。对于月经不规律的女性而言，不易怀孕最可能的原因就是没有排卵。排卵的障碍造成卵子无法正常提供，其中以排卵的调节系统功能异常，造成慢性不排卵的情形最为常见，以多囊卵巢综合征为代表。这些女性除了月经不规律、不易怀孕外，也常伴有许多内分泌失调的症状（如雄性激素过高、肥胖、容易长青春痘、毛发较多以及多囊卵巢）。其次，若罹患多囊卵巢综合征，也会让体内激素失调，使月经变成季经、半年经、年经。

另外，卵巢老化、抽烟或环境的毒害，如空气污染、塑化剂等，也可能使排卵受影响或排不出卵，使卵子没机会与精子相遇。还有一种原因与压力有关。现代人工作压力大，容易抑制排卵。而生活作息不正常如晚睡，也容易造成体内激素失调，如导致泌乳素升高，因而形成排卵障碍。

机械性障碍：卵巢工厂要排卵出货，但如果工厂门口有巨石挡住，货车开不出去，就会影响出货程序。如巧克力囊肿、卵巢肿瘤、盆腔粘连，都会干扰卵子的排出。对于屡次发生盆腔感染、经过腹部手术或曾有盆腔粘连病史的不孕女性，要注意检查输卵管在通畅性或蠕动性方面是否有问题。

如果未婚少女盆腔发生炎症，一定要彻底治疗。若不想早生育，就要做好避孕措施，因为盆腔炎及流产、反复堕胎等都有可能造成对未来生育能力的伤害。

难关二：输卵管阻塞，失去"好孕道"

输卵管是女性生殖系统的重要组成部分，具有输送精子、卵子、受精卵，为精子提供储存、获能、顶体反应和受精的场所等生理功能。输卵管长6～15厘米，由黏膜、环状平滑肌和浆膜构成，分为伞部、壶腹部、峡部和间质部，壶腹部与峡部之间称壶腹-峡连接，峡部与间质部之间称子宫-输卵管连接。这些连接部位管壁较厚，管腔变化大。

输卵管伞部： 输卵管伞部在正常情况下是一个有生理作用的括约肌和能移动的感受器，由浆膜、平滑肌和黏膜组成。位于壶腹部的远端，覆盖于卵巢的表面。伞部肌纤维稀少，但黏膜皱褶丰富。伞部黏膜在花瓣状皱襞之间有一道道深沟，使它具有很大的面积。黏膜上皮由纤毛细胞、分泌细胞和柱状细胞组成。柱状细胞核浓密而无胞浆，位于黏膜皱襞的基底层靠近分泌细胞。正常情况下，黏膜上皮内纤毛细胞占60%以上，纤毛的运动朝向宫腔，有助于卵子的输送。卵子的捡拾通常是通过输卵管伞部纤毛和卵巢表面的直接接触来实现的。这时，卵巢韧带和输卵管伞部必须动作协调，与卵巢系膜和输卵管系膜一起，使卵巢的转动与输卵管伞部在卵巢上的动作互相配合，使卵子能顺利进入输卵管。

输卵管壶腹部： 输卵管壶腹部是指输卵管腹腔端开口至壶腹部-峡部连接之间的一段，长5～10厘米，在壶腹-峡连接处管腔直径仅1～2厘米，而靠近伞部直径可达1厘米。输卵管最宽大的部分具有最复杂的黏膜形态，管腔充满了复杂的黏膜皱褶，由纤毛细胞、分泌细胞和柱状细胞组成。其中纤毛细胞占40%～60%，含有丰富的微纤毛，纤毛的摆动朝向宫腔。在月经周期中，黏膜细胞的活动变化很大。在排卵前期，无纤毛细胞充满分泌物而膨胀，成为明显的多面体形状。排卵之后，这些腺体样细胞立刻破裂，排出内容物到管腔，似乎是为了滋养卵子。细胞膜很快自行修复，受精发生在壶腹部健康的黏膜面上。

输卵管峡部：输卵管峡部肌层较厚，由内向外由纵、环和纵三层平滑肌组成。管腔狭窄，黏膜皱褶甚少，纤毛细胞仅占上皮细胞总数的20%～30%。峡部是精子获能、发生顶体反应和储存的主要部位。排卵发生时，储存于峡部的精子便缓慢地释放至壶腹部与卵子结合。

输卵管间质部：输卵管间质部是穿透子宫肌壁的一段输卵管，是管腔最细的一段。而黏膜的纤毛细胞在靠近子宫侧会显著减少。

▶ 输卵管结构图

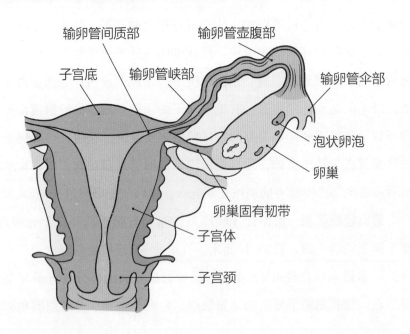

造成输卵管阻塞的原因

输卵管的内管直径平均为0.1~0.2厘米，当其中的分泌物或黏液较黏时，输卵管就容易堵住。有时做个输卵管造影，打造影剂让输卵管变得较为通畅，这样反而在检查完之后的两三个月就能顺利怀孕。造成阻塞、粘连的原因很多，如抽烟的人其输卵管的黏液较黏。另外有些跟疾病有关，常见的有盆腔炎、输卵管水肿。另一个常见的原因是人为因素，如结扎。

输卵管不通的原因很多，根据输卵管阻塞程度可分为三种情况：

第一种是输卵管通而不畅，引起的原因是管内碎屑、脱落细胞或黏液血块阻塞；或输卵管过于纤细弯曲；或输卵管与盆壁、邻近器官粘连，牵拉了输卵管的活动。治疗可以使用腹腔镜进行疏通。对于管外粘连，也能通过腹腔镜予以剪断分解，使输卵管"松绑"。经治疗，大部分患者可以怀孕。

第二种情况是输卵管伞部闭塞不通，损坏程度较轻，但大部分输卵管是正常的。这种情况，可通过宫腹联合手术进行输卵管疏通或24小时置管。如有输卵管积水，可在其上面开个口，放掉液体翻转缝合防止再次粘连。一般来讲，手术效果较好，成功率可达90%以上。

第三种情况是输卵管完全不通，且病损严重。这种情况多由病程过长延误治疗或输卵管结核感染所致，因输卵管形成瘢痕、挛缩、僵硬，功能发生不可逆性改变，即使疏通成功，也很难自然受孕。一般需要术后进行试管婴儿助孕。

这种情况最主要的原因还是输卵管炎症。

常见的炎症有两种：一种是化脓性输卵管炎，多数由盆腔感染、流产或自然手术后发生炎症引起，也可由邻近脏器的炎症（如阑尾炎、腹膜炎）引起；另一种是结核性输卵管炎，大多因肺结核和腹膜结核播散而发病。早期的炎症只是使输卵管黏膜充血水肿，引起暂时的阻塞，这时积极开始抗生素抗炎治疗，可以使输卵管的结构和功能恢复正常。如果病变继续加重，则脓肿可能会破坏输卵管的结构。

炎症使输卵管的管壁肥厚、僵硬、粘连，从而造成不通。这种陈旧性的输卵管炎引起的粘连所造成的输卵管不通，单靠用药是不能解决任何问题的。还有一种情况是女性因不安全性行为而患上性传播疾病，但又不到正规医院进行彻底规范的治疗，从而导致上行性感染，引起输卵管炎，最终造成输卵管不通。

输卵管阻塞有哪几种？

只有输卵管通畅，精卵才能在此相会并结合成受精卵。如果输送管道出现问题，发生阻塞、粘连，就好像雪山隧道出现塌方而不通了一样，可造成精卵无法相遇，或是受精后形成的胚胎无法顺利至子宫着床，或因部分阻塞让胚胎卡在输卵管中并在此着床，造成宫外孕。

输卵管的通畅度对怀孕很重要，以下就是几种输卵管阻塞的情况：

原发性输卵管阻塞：即先天性的，出生时就有的，这种阻塞极为少见。

继发性输卵管阻塞：即后天因素造成的阻塞，非常常见，由一些疾病因素及人为因素造成，也是引起输卵管阻塞的最主要的原因。继发性的原因分为机械性和病理性。

机械性输卵管阻塞：由一些脱落的细胞栓子及器官的功能性收缩造

成。经期的内膜碎片、血凝块，药物流产、人工流产时由于子宫收缩及子宫负压吸引的突然解除，引起胚胎组织及胚胎附属物进入输卵管，都可造成输卵管阻塞。也有的是由于输卵管黏液的凝固引起输卵管阻塞，此外，计划生育中实施的输卵管结扎术等，也是机械性输卵管阻塞的常见原因。

输卵管受到一些刺激时会发生功能性痉挛，可导致开口及管腔收缩，从而形成输卵管的暂时性阻塞。最常见的是在寻找不孕症病因时进行的输卵管通畅性检查所引起的输卵管阻塞，如输卵管通气检查、子宫输卵管造影检查、腹腔镜下输卵管甲基蓝通液检查等，由于医生技术操作力度较大，技术操作不成熟，或由于患者自身对疼痛过于敏感等，会引起输卵管间质部痉挛，造成假性阻塞。此种情况在进行经X线的子宫输卵管造影检查时，有经验的输卵管专业医生可以通过特殊的造影影像学表现而诊断出来。

输卵管阻塞示意图

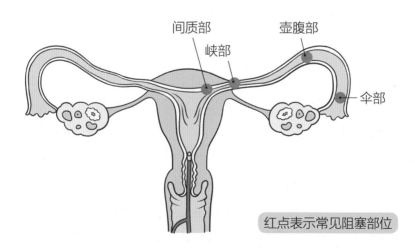

间质部　　壶腹部　　峡部　　伞部

红点表示常见阻塞部位

病理性输卵管阻塞：多数则由输卵管病变引起，最常见的是输卵管出现炎性病变。输卵管炎的病因是病原体感染，病原体主要有葡萄球菌、链球菌、大肠杆菌、淋球菌、肺炎球菌、衣原体等。这种炎症往往是短暂的，但所引起的输卵管阻塞将是永久性的、不可自愈的，所以必须引起足够的重视。

简单来说，输卵管内侧有上皮细胞，借着蠕动输送卵子或受精卵。如果输卵管阻塞，或即使输卵管通畅，可是因为炎症或水肿导致输卵管上皮细胞蠕动无法顺畅进行时，精卵就无法结合成受精卵，或是受精卵就无法到达子宫进行着床。

难关三：子宫病变因素知多少

子宫是胎儿的家，宝宝将在里面生活近10个月，如果妈妈的子宫出现一些状况，就极有可能影响受孕，这种案例比比皆是。

子宫的结构

子宫位于盆腔中央，在膀胱与直肠之间，是女性特有的生育器官，是产生月经和孕育胎儿的地方。其形状在出生时就已确定，如倒置、前后略扁的梨形。子宫大小与年龄、生育史有关，成年女性未生产者子宫长约7.5厘米、宽约5厘米、厚约3厘米。子宫可分为体与颈两部分，上三分之二为子宫体部；下三分之一为子宫颈部。

有的人先天子宫就很小，胚胎不想住，有的人则先天子宫畸形，本来已经很小的房间（子宫腔），竟还有其他的隔间（子宫中隔）。如果

▶ 子宫结构图

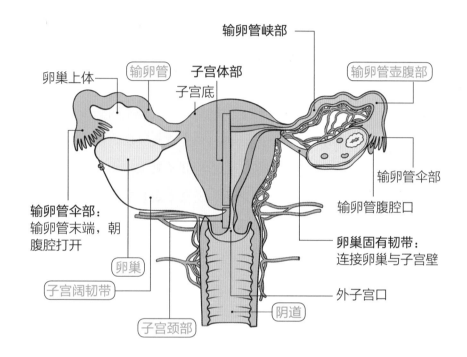

输卵管峡部

卵巢上体　　[输卵管]　　**子宫体部**
　　　　　　　　　　　　子宫底　　　　　　　[输卵管壶腹部]

输卵管伞部：
输卵管末端，朝
腹腔打开

输卵管伞部

输卵管腹腔口

卵巢固有韧带：
连接卵巢与子宫壁

[卵巢]

[子宫阔韧带]

外子宫口

[子宫颈部]　　　[阴道]

胚胎着床的部位刚好在中隔上，由于中隔没有充足的血流供应给胚胎，就会导致流产。有的中隔连到子宫颈，变成双子宫双阴道、双子宫单阴道或单子宫双阴道。虽然畸形不代表完全不能怀孕，胚胎仍会着床勉强住下，但中间的隔间墙没有内膜组织，就很容易引起流产。分隔后的宫腔太小，住起来也会不舒服。临床上个别患者要上内诊台才发现为单子宫并阴道中隔，阴道边的洞才是真正通往子宫的管道，而精子必须通过狭窄的阴道才能真正进入子宫。如果每次行房精子进入较大的阴道，就会被阴道中隔阻隔，中隔会变成天然保险套，让怀孕变得困难。

子宫有肌瘤，影响胚胎着床

子宫就是胎儿的宫殿，包含子宫本体与子宫颈两部分，由平滑肌构成。子宫正常才能让胚胎顺利着床。有的人子宫平滑肌会不明原因地异常增生，在肌肉层上长出肿瘤。子宫肌瘤就是生长在子宫肌肉层上的肿瘤，由子宫平滑肌异常增生所致，但形成原因至今不明。子宫肌瘤的发生率颇高，大约每3位女性之中就会有1位子宫有肌瘤。这就像在胎儿生长的宫殿内摆放一个巨大的石头，会影响胚胎着床。小孩子从胚胎时期就很聪明，到了宫殿（子宫腔）之后，还会先观察房间的情况，看看是否空间够大（子宫腔大小）、装潢（子宫内膜条件）及设备如何，再决定要不要住下来。宫殿若不好，有偷工减料或隔间不正常，就会让房客（胚胎）不想居住，导致不易怀孕、流产或早产概率升高。

子宫肌瘤好发于20~50岁的女性。有关调查统计显示，子宫肌瘤的发生率是20%~50%。年纪越大的女性，比例越高，特别在更年期前后，通过超声检查发现的子宫肌瘤患者，甚至达40%~50%。

无临床症状的子宫肌瘤，不必急于处理，可进行药物治疗，配合定期追踪，一直观察追踪到更年期。更年期以后，因卵巢的雌激素分泌量减少，肌瘤会日渐萎缩。至于何时才需要开刀处理，必须结合患者年龄、是否想再生育、临床症状的轻重及药物治疗效果等因素综合考虑，通常妇产科医生都可以为患者做最佳的判断。一般来说，若子宫大小已超出盆腔，经血过多甚至造成贫血，肌瘤生长速度太快，停经后仍继续生长，有明显压迫症状或肌瘤变性，才会考虑动手术。此外，罹患子宫肌瘤而想生育的妇女，应该请不孕症专科医生评估是否需要先手术处理肌瘤，然后再考虑怀孕。

"好孕"加油站！

子宫肌瘤主要有三种类型

黏膜下肌瘤：肌瘤生长突出于子宫腔，造成子宫腔变形，影响胚胎着床及胎盘附着，容易导致不孕及流产。

子宫壁内肌瘤：肌瘤长在子宫壁内，如果超过5厘米，或生长位置不当，可能影响精子移动或胚胎着床，导致不孕，或是造成子宫早期收缩而发生早产。

浆膜下肌瘤：肌瘤生长在浆膜下，但突出于子宫外壁。通常不太影响怀孕，除非长太大。

子宫内膜不好，"小房客"不能久留

子宫肌腺症是一种子宫内膜异位症，就是子宫内膜异位的组织渗入子宫的肌肉层，导致子宫肌肉层周期性产生经血，并造成小腹胀痛、痛经等症状。而有些患者不但痛经，经血量还会过多。除此之外，由于子宫壁较厚，子宫肌腺症患者还会因子宫收缩不良而经期延长，原本5~7天经期就结束，结果却延到7天以上。

子宫内膜要柔软，这样才能让胚胎住得愉快。就像室内要铺有地毯、水床，让整个人像被包覆住，一头就埋进被窝里去，舒服得不愿离开。子宫腔中若有肌瘤，胚胎着床后会觉得床板很硬，睡不着或睡不好，就会调头走人。

正常的子宫肌肉应该是柔软的，但子宫肌腺症患者的子宫壁却是厚厚硬硬的。这是因为肌腺症患者的子宫不断出血、纤维化，变得硬邦邦的，无法良好地收缩，时间一长，出血会逐渐被吸收并引起炎症，导致子宫肌肉纤维化，不仅容易在经期产生痛经，也会使胚胎不易着床。子宫肌腺症发生在子宫腔内的子宫壁上，即内膜异位组织渗透到子宫的肌肉层，也会造成子宫壁变厚变硬，不利于胚胎着床。

总而言之，子宫是女性特有的生育器官，也是孕育新生命的重要场所，要为胚胎提供良好的着床及发育环境，子宫的健全性是关键！如果子宫出现异常，就可能影响受精卵的着床和胚胎的生长环境，增大孕期风险。子宫的异常又可分为先天性异常及后天性异常，不论是何种成因，大多可借由手术使子宫恢复正常状态。

难关四：子宫颈疾病威胁做妈权利

子宫颈位于子宫下方的位置，前端邻靠膀胱，后端紧邻直肠，下方

> **子宫结构图**

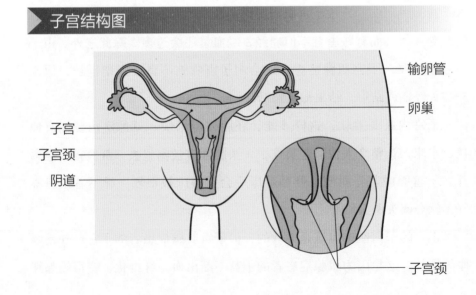

输卵管

卵巢

子宫

子宫颈

阴道

子宫颈

连接阴道。如果从阴道下方往上端看，子宫颈就像一个时钟，它是子宫与阴道的连接通道。

子宫颈犹如子宫宫殿的入口。进入房间的门不能太小或受阻，若子宫颈发生粘连、狭窄、阻塞或发育不良，精子就不能顺利进入子宫内。子宫颈内有很多腺体会分泌黏液，正常的子宫颈口会被一层厚厚的黏液挡住，这层黏液能防止感染。黏液有时会很黏，男性在阴道射精后，精子会努力地往上游，过程中会遇到几个关卡的挑战。其一，精子是碱性的，阴道是酸性的，精子大军进入阴道犹如作战时遇到酸雨，但是黏液在排卵期会受到雌激素影响而变薄变稀，精子因此能通过。若有先天发育不良或后天阻塞等问题，会使黏液太黏，导致精子不容易往上游去，无法到达子宫及输卵管，就难以与卵子相遇。

理论上讲，如果是阴道炎引起的子宫颈炎，基本上不会造成不孕；但若是盆腔炎引起的子宫颈炎，就可能导致不孕。通常盆腔炎多与性行为有关，感染细菌主要为衣原体，另外，淋球菌及大肠杆菌也会导致盆腔炎，严重者会造成输卵管或子宫粘连，导致不孕。

有息肉、肌瘤或炎症易不孕

子宫颈处一旦长息肉或肌瘤，就像在通道摆放石头等障碍物，堵在子宫入口，人车都过不去。子宫颈的黏液不正常或太黏，会影响精子通过。如果有感染、炎症，将引发细菌和白细胞聚集，使精子一到那里就被歼灭。

宫颈息肉都是小的良性肿瘤。息肉是一个小小的突起物，这个突起物的表面有丰富的微血管。若息肉长在子宫颈，就是宫颈息肉，因为摩擦的关系，常在性行为之后发生出血。宫颈息肉通常可在医生内诊时发现，如果出现症状，最好还是切除，可以利用宫腔镜手术直接切除。但宫颈息肉容易复发，手术之后最好定期复查。

若子宫颈有破皮的问题，在阴道酸性环境的刺激下，易引发子宫颈炎症、糜烂。如果再刚好碰到细菌，就会引起分泌物异常（颜色可变成灰色或绿色），产生异味。严重的反复的炎症可能导致特殊的细菌性感染，如衣原体感染或淋病，较易诱发盆腔炎，造成整个子宫颈、输卵管的粘连，使得女性更难怀孕。

子宫颈肌瘤为良性肿瘤，是一种相对常见的肿瘤，有时可与子宫肌瘤合并存在。子宫颈肌瘤发生率明显低于子宫肌瘤，两者比率为1：12。子宫肌瘤常是多发性，但子宫颈肌瘤却常是单发的。子宫颈肌瘤根据肿瘤组织来源分为原发性和继发性两种。由于子宫颈间质内只含极少量平滑肌，所以原发的子宫颈肌瘤不常见。子宫颈肌瘤可能引起子宫颈管阻塞，影响精子上行，从而导致不孕。

难关五：阴道健康亮黄牌，"好孕"叫停

阴道是由纤维肌形成的有弹性的柱状管道，主要作为雌雄性交与分娩时的通道。在胎盘哺乳动物（特别是灵长类）中，其经常是生殖繁衍能力的象征。阴道的另一个主要功能是为周期性从子宫内膜剥落的黏膜组织和血液提供排出体外的通道。阴道的形态、大小、部位随物种而不同，甚至同一物种在大小上亦有差异。人类阴道介于阴户的开口与子宫之间，阴道的末端止于子宫颈。

东方人的阴道长度为4～12厘米，西方人的为7～15厘米，主要由弹性较佳的平滑肌构成，且在阴道口部分分布着大量的神经末梢。哺乳动物的阴道内部表面由黏膜构成，颜色通常为粉红色。

阴道内腔包围子宫颈。子宫颈与阴道壁之间的环形腔隙，叫作阴道穹窿，分为四个部分，分别是前部、后部和两边的侧部。阴道在其上方三分之一、中间三分之一与下方三分之一都有支撑。上方的三分之一由提肛肌和韧带支撑，这些地区也被描述为在主韧带横向和宫骶韧带后外侧。阴道的中间三分之一涉及泌尿生殖隔膜。阴道的下方三分之一和会阴体相连，它有时被描述为含有会阴体、盆腔隔膜和泌尿生殖隔膜。

而阴道壁可分为四层。第一层是鳞状上皮，其形成折痕或皱褶，并让阴道在生育时可以扩张到足够大的程度。这些皱褶是一系列由阴道外三分之一的壁所折叠产生的脊，这些横向上皮脊为阴道在延伸和拉伸

女性外生殖器结构图

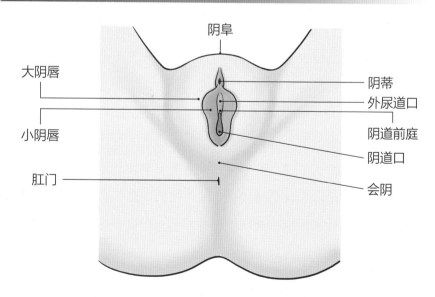

时提供足够的表面积。阴道的第二层是结缔组织，其中含有血管。第三层是肌肉层，其中外层为纵行肌，内层为环形肌。第四层是结缔组织外层，由血液、淋巴管和肌肉纤维组成，连接到骨盆中的其他器官。

阴道口在外阴的尾端、尿道开口的后面。阴道上部的四分之一和直肠之间有直肠子宫陷凹将两者隔开。在阴道上方有一层称为阴阜的脂肪垫，包围耻骨，并在阴道性交过程中提供保护。

关于阴道分泌物

正常的阴道分泌物是无色透明的，在排卵期会明显增多。当分泌物的颜色、量、味道有异常时，便要警觉阴道是否受到感染，并到妇产科门诊检查，必要时接受治疗。正常阴道环境并不是无菌的，而是有益菌（如乳酸杆菌）、有害菌（如念珠菌）同时存在，菌群间维持着生态平衡的关系。

阴道的酸性环境平日会抑制有害菌群发展。正常的阴道环境中有益菌较多、有害菌较少，平常两者相安无事，有害菌也不会乱作怪。阴道内的少量分泌物具有自净功能，因此，不必再特别使用酸性及碱性洗液来清洁阴道，以免破坏阴道抗菌功能，引起感染。熬夜、压力等因素，以及不良饮食习惯（如不爱喝水，常吃甜食、油炸食物、烧烤食物等），会造成抵抗力下降。偏爱穿牛仔裤或丁字裤，不常更换卫生棉或护垫，惯用阴道洗液和含皂碱成分的私密清洁用品，甚至性生活频繁等种种因素，都会破坏阴道抗菌功能，有害菌会趁机作乱，导致阴道炎反复发作，造成阴道不适。

感染降低精子战斗力

在经期前后，阴道的酸度不足，这时病原体特别容易侵入，而男性的生殖器官容易把细菌和脏东西带进阴道，导致女性阴道感染并发生炎症。如果感染没及时治疗，细菌会往上侵犯子宫，造成子宫内膜的炎症。

阴道若出现感染，会导致精子大军面临严重挑战。射精后的兵源虽然数量充足、活动力强、战斗力好，但进入感染中的阴道内，就好像军队进入枪林弹雨的战区中，难以发挥正常战斗力。

阴道发生炎症时，大多数进入阴道的精子会被有害菌吃掉，只有坚强的战士才能往子宫颈方向游动。到了子宫颈又深陷黏液中，犹如置身于流沙区，很容易被增多的有害菌及白细胞所消灭，进而阻碍造人计划。

熬夜、泡温泉易感染

由于特殊的身体特征，女性若是泡在温泉中过久，也容易使阴道的正常酸碱度与有益菌生态受破坏，使得阴道容易受感染，从而导致炎症。一般温泉水并不会引发阴道炎，因为高温的温泉水是少菌的，如果温度降到40℃以下，就可能造成细菌滋长。

温泉泡太久的话，阴道的pH受到温泉水的影响而上升到6以上，就成为有害菌，特别是念珠菌很喜欢的环境。如果在大便后，不小心将大肠杆菌擦到阴道中，也会让细菌跑到阴道内，从而出现细菌性感染。阴道的有害菌增生，白色分泌物就会变多，或出现像没有完全冲开的牛奶似的黄色渣渣，会产生鱼腥味，也使人阴部发痒。阴部感染会影响精子活动力，造成受精阻碍。

如果生活、工作的压力大，经常应酬，夜生活频繁，经常加班到很晚才休息，生物钟被打乱，身体抵抗力下降，私处免疫力不断降低，有害菌就会乘虚而入，即便平时注意个人卫生，也会因抵抗力差而诱发炎症。

因此建议女性要保持轻松的心态，保证作息规律，微笑面对生活，这样身体抵抗力也能随之上升，疾病也会跟着减少。

难关六：内分泌失调流失"好孕气"

有的女性婚后多年，性生活正常，却怀孕无望。去医院检查，医生告知：先调内分泌。究其原因，是因为内分泌失调使得大脑皮质对内分泌的调节不灵敏；或是卵巢及子宫内膜受损，女性对于激素的反应不灵敏，进而影响内分泌的调节，降低了受孕的概率。

内分泌对于身体的作用犹如齿轮油之于车子，内分泌就像机械间的齿轮油，是协调各器官组织的润滑剂。身体的内分泌器官如脑垂体、胰腺、甲状腺、肾上腺、卵巢、睾丸等，会分泌激素：卵巢可分泌雌激素，让女性皮肤细嫩，出现乳房性征；睾丸可分泌雄性激素，产生雄性性征；肾上腺可分泌肾上腺素，以应付紧急状态。

简单来说，体内不同部位的内分泌器官基本上处于一种协调的状态，彼此之间也有策略联盟，协调互补。

内分泌是人体生理机能的调控者，它通过分泌激素在人体内发挥作用。内分泌失调是很多女性曾经经历过的，它其实就是女性体内的性激素紊乱。由内分泌失调引起的不孕，是一件很复杂的事。

内分泌正常如资金到位

人体的内分泌系统，主要包括松果体、脑垂体、下丘脑、甲状腺、副甲状腺、胸腺、胰腺、肾上腺和性腺（卵巢、睾丸）等内分泌腺。这些内分泌腺能分泌各种激素。激素随血液输送到它作用的细胞，借以引起体内的化学变化，从而协调生理机能。

一旦内分泌器官出问题或发生失调，全身的运作都会出问题，不仅影响生殖功能，也会使身体出现全面性的机能紊乱。以工厂资金来比喻内分泌系统，如果资金没到位，工厂就无法增添设备继续生产精卵成品，从而影响精卵的制造、成熟及质量，引起排卵异常或生精能力下降，导致不孕。内分泌器官会影响生殖激素的运作，如甲状腺功能低下会抑制排卵，导致不来月经；脑垂体分泌过多的泌乳素，会造成乳房乳头分泌乳汁，抑制排卵；肾上腺若过度亢进，会分泌过多雄性激素，将抑制排卵。

像一名20多岁的女大学生总是喜欢在半夜上网，而且一上网就停不下来，经常是凌晨一两点才会下网，三四点才睡觉，但是白天又得上课，睡觉时间不够，上课时打瞌睡也是家常便饭。

这位女孩长时间日夜颠倒地生活着，却不知道自己的内分泌已经出现紊乱，不但月经不规律，而且还出现乳头分泌出乳汁的现象。她大惊失色，赶紧跑到妇产科就医。日夜颠倒会引起泌乳素增加，不但会造成不来月经，还会导致乳汁分泌，甚至导致不孕，后果不堪设想！

压力、药物是内分泌杀手

一对夫妻分别在高科技业及金融业工作，结婚后迟迟不能怀孕。一开始，因为两个人工作都很忙，所以也没有太在意生孩子这件事，但随着年龄的增长，夫妻俩就开始计划着赶紧怀个孩子。可是，不管怎么积极，一年过后还是没有任何消息，便来医院求诊。

经过检查，原来是女方的甲状腺功能低下，再加上生活压力十分大，导致女方新陈代谢变慢，且卵巢的卵泡长不起来，也就是无法排卵。

这就是典型的因为内分泌失调和压力大所造成的不孕，如果没有其他生理上的问题，经过一段时间的调理，想要孩子的心愿还是有可能达成的。

此外，器官有肿瘤、腺瘤、病变（如多囊卵巢综合征），或者雌激素与黄体酮分泌的比例不正常，糖尿病患者的胰岛素抗性高，都可能导致内分泌失调，造成排卵异常。压力也会造成几个内分泌器官间的不协调。身体受感染，如感冒，也会诱发甲状腺功能亢进、低下或受到免疫抗体的攻击。有些人长期服用药物、暴露在过高的辐射中，或者吃进受放射线污染或含有棉酚、塑化剂等的食品，也将导致卵巢、睾丸早衰，抑制排卵或生精，使生殖功能出现障碍。

如果想要怀孕，除了尽量在35岁前生第一胎，并摄取足够的维生素C、B族维生素、叶酸之外，也要调整生活，减轻自身压力，因为压力也可能造成生殖内分泌不平衡与不协调，导致不排卵、不孕。

压力不但会造成一般人所说的内分泌失调，而且会给身体带来不少坏处。一般女性都非常注重外在容貌保养，让外表随时都容光焕发，但其实内分泌问题才是女性健康美丽的杀手。女性内分泌主要由雌激素、黄体酮，以及一些雄性激素所控制，女性内分泌失调都源于这三种激素作用的失衡。

难关七：免疫性不孕

免疫不好的影响是全身性的，也会使育龄女性面临不孕或习惯性流产等问题。身体有自己的领域性，免疫机制如同海关或防守的禁卫军，会审核物质是不是归属于自己身体，如果是，即同意它在体内通行无阻，像取得了一国的护照，可自由进出海关，在国境内通行无阻；如果不是，就要将这些物质逐出体外，或以武力消灭非我族类的不友善入侵者，以防止之后作乱的可能。

近年来的研究发现，母体体内有一种免疫细胞，称为自然杀伤细胞（Natural killer cell，NKcell）。在正常状态下，这种免疫细胞扮演着保护人体的第一道防线的角色，由骨髓制造并出现在血液中。经胸腺诱导后，自然杀伤细胞可以攻击外来的细菌和病毒，也可杀死肿瘤细胞等。自然杀伤细胞除了存在于周边血液里之外，也存在于子宫内。但是子宫内的自然杀伤细胞和周边血液里的自然杀伤细胞不同，除了有预防感染的作用之外，它对于着床也有相当大的帮助。然而当子宫内出现过量或功能过强的自然杀伤细胞时，就有可能造成不孕或是流产。

精子对于母体来说是外来物

若是在经期有性生活，男性的精液很容易和经血直接接触，从而发生抗原抗体反应。精子对母体而言，就是一种外来物，它到达女性体内后，也会面对免疫大军的审核，看看它能否符合规定。免疫能力有问题的女性，一遇到男性的精子，就不由分说地启动免疫机制。在分不清到底是敌是友的情况下，防卫心很强的免疫系统会全体攻击它们，产生抗体对抗精子，将它们一举消灭掉。

即使精子大军中的特种部队，躲过初期免疫系统的追杀，一路挺进到输卵管中，与卵子相遇，也可能出现精卵排斥，让精子无法进入卵子。卵子一直把精子拒于门外，精子的活动能力降低，卵子无法与精子结合，过了24小时后精子就会死亡。

胚胎是"混血儿"

胚胎就是一个"混血儿"，有些免疫系统很固执，不接受"混血儿"着床。就像实施贸易保护政策的国家，不让其他国家的人有机会居住或开发利益。

到了要着床时，胚胎仍会再次受到免疫系统的严密监控。当过强的免疫系统质疑混血的受精卵非自己人时，子宫内膜就会拒绝让其着床。就算免疫系统未及时抓出"混血儿"，让受精卵着床，但日后还是会再进行户口普查。一旦发现"混血儿"，管理员就会直接把它赶走，从而出现流产症状。

疾病易造成免疫性不孕

无论男女，当然是健康状况越好越适合受孕，因为在有足够体力与能量的情况下，再搭配充足的营养，能让胎儿健康苗壮。如果女性有慢性疾病或癌症、自体免疫性疾病、肝病、脑部病变、肾脏疾病时，比较不容易受孕，因为健康状况不佳时，生殖激素也容易紊乱。有家族性疾病的人，例如染色体异常者，也会有不易排卵的问题。尤其现在社会环境不佳，如果长期暴露于电磁波、X线或放射线下，易使胎儿产生异常，所以孕妇最好远离这类物品。

容易造成免疫性不孕的疾病包括红斑狼疮、类风湿性关节炎、强直性脊柱炎、雷诺氏症等，这些疾病都会让女性身体出现排斥精子或受精卵的情况，导致着床失败或习惯性流产。有些人罹患血液方面的免疫性疾病，如血细胞沉降速率太慢、抗磷脂抗体综合征，也会造成不孕。现有的检查方法有其局限性，如果没有查出前述的任何一种原因却无法怀孕，也都会被归类在免疫性或不明原因的不孕范围。

做爸爸的四大劲敌

有一名业务员，来看诊时才35岁，正值年轻力壮的年纪，却苦着一张脸，他问我，为什么不管他怎么努力，老婆都一直没有怀孕？

身为独子，来自长辈的压力不小，再加上工作并不轻松，长期下来，让才35岁的他看起来像是50岁一样。

我给他做了全面性的检查，发现他的问题还真不小，除精子活动力不足、阴茎勃起困难外，精子的数量也不够。这样的情况如果没有及早治疗，想顺利当爸爸实在是天方夜谭。

事实上，除了以上这个例子，还有许多类似的情况。虽然男性在生育中所扮演的角色不如女性重要，可能发生的问题不如女性来得复杂，但如果男性生殖器官出现问题，如无法正常勃起射精，或因病变而出现精子、精液的异常，也会影响生育。毕竟在怀孕之初，精子扮演的是至关重要的角色。

根据统计，在不孕不育的病因中，男性的原因占35%左右，与女性所占的比例差不多。男性不育是因精子数量不足、活动力不佳、外观不正常，抑或本身精子生成有问题而导致的不育。

劲敌一：精子、精液异常大挑战

男性的睾丸是制造精子的工厂，左右各一个，正常男性的睾丸大小为15～26立方厘米，每个睾丸重10～20克，质地中等，呈椭圆形。如果睾丸的体积小于11立方厘米，质地过于柔软，则表示睾丸功能不良。睾丸中的曲细精管是生产精子的基地，从精原细胞成长为精子，大约需要3个月时间，成人每克睾丸组织1天约可产生精子1000万只。

精子是男性生殖细胞，由男性的睾丸所产生，在高倍显微镜下看状如蝌蚪，时时都在游动。精子的前面是一个卵圆形的头部，后面是一条呈丝状的小尾巴，精子就是依靠这条小尾巴的摆动，才能以惊人的速度向前游动。精子每分钟前进大约3毫米，如果遇到子宫颈黏液的阻挡，则会变慢。从被射到子宫颈口开始，精子要通过子宫腔、输卵管，到达输卵管壶腹部位，这需要15～30分钟。除了精子本身的游动能力外，子宫收缩也能影响精子进入输卵管的速度。

精液是由睾丸产生的精子与前列腺、射精囊、尿道球腺所分泌的液体混合而成的。由睾丸产生的精子储存于副睾，射精时精液通过输精管道排出体外，为精子的存活和输送提供了良好的条件。

至于精液是否正常，则可从以下几个方面进行分析（根据2010年世界卫生组织男性正常精液标准）：

颜色： 正常为灰白色，禁欲时间长时则呈淡黄色。

精液量： 每次2～6毫升。超过8毫升为精液过多症，不足1.5毫升则为精液过少症。

精液酸碱度（pH）： 7.2～8.6，平均为7.8。

精液液化情况：30分钟完全液化。超过1小时不液化称为精液液化不良症。

精液中精子数量：正常为每毫升1亿~1.2亿个，每毫升不足1500万称为寡精症。

精子活动力：前向运动精子数量不少于40%。

精子形态：以Tygerberg严格标准来看，正常形态精子数不少于4%。

如果送检的精液化验结果与上述数值比较出现明显差距，则应怀疑患有男性不育症。当然，不能仅凭某一项指标就下结论，应进行综合分析，并在2~3月后再复查一次，方可确诊。

精子形态图

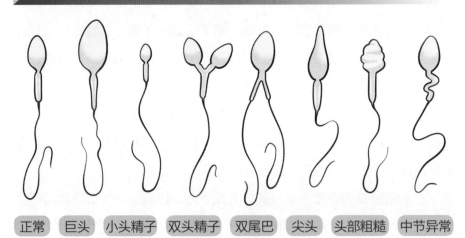

| 正常 | 巨头 | 小头精子 | 双头精子 | 双尾巴 | 尖头 | 头部粗糙 | 中节异常 |

受孕过程中，精子的角色也很重要

男方的精子本身若有问题，如睾丸工厂的产能不足，使精子数量不够；或产出精子形态不好；或是精子活动力不好，派出来的都是老弱残兵、无心恋战的少爷兵，则训练不精良的军队便会屡战屡败。另外，正常的精子能够穿透卵子外壳（透明层）而授精，但精液若出现异常，里面有抗精子抗体，就会让精子粘在一起，无法游动，精子之间头部相碰或是尾端相碰，没办法钻到卵子里授精，从而造成不育；如因感染而使精液中出现白细胞，则精子反而会被白细胞吃掉，出师未捷身先死，自然更难赢得战役。

另外，感染、精索静脉曲张或药物等，都会影响精子的数量及活动力。

精索静脉曲张会导致代谢产物二氧化碳（CO_2）、类固醇、儿茶酚胺或前列腺素增多，这些物质到达睾丸后会产生不良影响。同时睾丸局部充血、气血平衡失调，会使精子形态及活动力受到影响。

有些药物，如糖尿病患者的降血糖药物、治疗强直性脊柱炎的类固醇药物或化疗药物、镇静剂、安眠药、抗癌药物、白消安、激素类药等有碍精子的生长，服用久了都会造成精子的质量下降，因此男性应尽量避免长期、大量接触这类有害物质，以免对精子造成伤害，使精液出现不正常的状态。

先天异常导致生精衰竭

另外，先天染色体异常，也会形成无精症。男性的第23对性染色体多了一条X染色体（即为47条），称为克氏综合征（Klinefelter's syndrome）。这类患者的睾丸在青春期以后会慢慢衰竭而不会生精。随着年龄渐长，睾丸生精能力越来越弱，约在20岁之后，就停止生精，从而变成无精症。

此外，睾丸的先天发育不良如隐睾症（睾丸在腹腔中没有降下来），也会造成无精症。隐睾症患者的睾丸位于温度较高的腹腔内，易使睾丸生精机能受到损害，甚至会使睾丸失去生精能力，且容易让睾丸长恶性肿瘤。另外，输精管道发生障碍、无输精管、尿道下裂或逆行性射精（射精后没精液或精液只有一点点，大部分逆行射入膀胱），也会造成男性无精症。

逆行性射精是进行过前列腺手术或有慢性病（如糖尿病）的人较会出现的病状。糖尿病患者在末期会出现交感神经病变，膀胱和尿道交接处的膀胱颈口阻塞，导致射精时精液反向流到膀胱，因而造成男性不育。一些环境中的毒素也会引起不育，男性过度抽烟也会损害睾丸生精能力。

劲敌二：精索静脉曲张

人体的血管分为动脉、静脉及毛细血管。血液自心脏经动脉、毛细血管流经全身，提供各组织所需的氧气与养分，并收集体内的废物经静脉流回心脏，构成体循环。静脉的血流缓慢且压力小，内有瓣膜可防止血液回流。当静脉瓣膜闭锁不全时，加上地心引力的作用，血液会大量地积聚于远端的静脉内（如精索静脉），从而造成静脉的过度负荷，使得静脉壁因弹性缺乏而逐渐变得薄弱，形成所谓的静脉曲张或静脉瘤。

精索静脉蔓状静脉丛的血液自睾丸汇集后，分别流入左右两侧的精索静脉。右侧精索静脉直接注入下腔静脉内，左侧的精索静脉则先呈直角注入左肾静脉，血液因而较右侧容易积聚。如果静脉瓣膜的闭锁功能又不全，易造成血液逆流，使得蔓状静脉丛内的血管产生不正常的鼓胀，形成了精索静脉曲张。

▶ 精索静脉曲张图

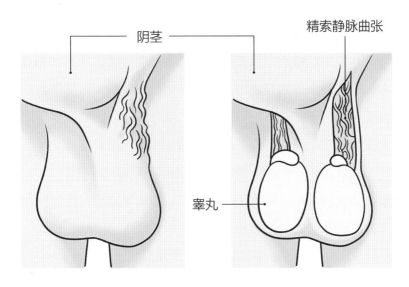

阴茎

精索静脉曲张

睾丸

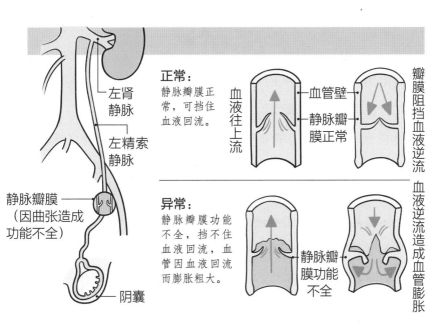

左肾静脉

左精索静脉

静脉瓣膜（因曲张造成功能不全）

阴囊

正常：
静脉瓣膜正常，可挡住血液回流。

血液往上流

血管壁

静脉瓣膜正常

瓣膜阻挡血液逆流

异常：
静脉瓣膜功能不全，挡不住血液回流，血管因血液回流而膨胀粗大。

静脉瓣膜功能不全

血液逆流造成血管膨胀

清除废物的管道不能不通畅

睾丸要生精，必须血液循环良好，可让养分经由睾丸动脉输送到睾丸组织内，让其生产精子。睾丸静脉血液若倒流，无法顺利回到心脏，造成睾丸静脉曲张及睾丸充血，患者容易有酸痛症状，而且睾丸制造精子能力会受影响，进而造成不育。动脉之于睾丸就好像水电供应之于工厂，水电供应使工厂启动运作，还会清除生产过程中的垃圾、废水。精索静脉能清除睾丸不需要的废物，如二氧化碳、代谢废物。

如果清除废物的管道阻塞，不够通畅，如久坐造成精索静脉曲张，使得精索静脉因回流受阻而胀起来，就无法发挥带走废物的功能。睾丸血液循环回流不好，废物输不出去，会使生精功能变差，而影响生育。

睾丸精索静脉曲张患者环绕睾丸的蔓状静脉丛的毛细静脉血管过度曲张，在站立或腹部闭气用力时，用手触摸阴囊表面，可以感觉到犹如摸到一小袋的蚯蚓，有时更会感觉到睾丸胀痛或腹股沟有坠落感。患者腹部过度用力或站立太久时症状更为明显，肉眼即清晰可见扩张的静脉，犹如包在袋子里的蚯蚓。

临床调查统计显示，睾丸精索静脉曲张通常好发于身材高瘦的男性，但并不会危害健康，也不会造成身体的不适。由于睾丸左侧内精索静脉的走向关系，临床上精索静脉曲张大多数发生在左侧睾丸，单纯的右侧或两侧睾丸发生精索静脉曲张的病例不多。

睾丸精索静脉曲张会导致阴囊温度升高，进而造成精子数量稀少、精子活动力降低或者无力。

精索静脉曲张可以手术治疗

精索静脉曲张是男性常见的泌尿道疾病，亦是导致男性不育的主要原因之一。男性不育症患者中有20％～40％的人罹患精索静脉曲张；而65％～80％的精索静脉曲张患者，其精液质量亦较正常人差。

这主要是因为血液的淤积使得睾丸温度上升，从而影响睾丸产生精子的能力。其他如血液淤积所造成的睾丸缺氧、来自肾上腺的代谢物逆流入睾丸及整个下丘脑—脑垂体—睾丸功能的改变，都可能是精索静脉曲张造成不育的原因。建议男性不育症患者接受详细检查，确定是否罹患精索静脉曲张，以便采取手术治疗。

若仅有轻微的不适，可采取药物控制或阴囊支托的方式；如果疼痛剧烈或有不育的疑虑，则应进行高位结扎手术。先将患者作局部或半身麻醉，再于腹股沟部上方切开2～3厘米的创口，将肿胀的静脉血管结扎即可，过程简单又安全。手术后，曲张的静脉丛会逐渐消失，且多数患者的精子活动能力有望提高，精液质量亦能获得改善。

劲敌三：性功能障碍抹杀男人雄威

性功能障碍的范围很广，甚至很抽象，从先天性的无阴茎、阴茎短小发育不全、隐睾症，到后天性的阴茎勃起困难、阳痿、早泄、射精过迟、性生活不协调，都包括在内。这些情况对正常生育都会造成不同程度的影响，其中以阳痿和早泄最常见。

勃起功能障碍，是男性心中最深的痛处。男性阴茎如果无法完全充血以维持相当时间的坚挺勃起状态，进而经由性行为将精液射进女性阴道里，或者只是有气无力地在阴道口虚晃一招后射精，就无法将精液顺利送到阴道的深处，女方自然不容易怀孕。

有人做过非正式的统计，40岁以上的男性可能有1/3甚至一半以上，存在不同程度的性功能障碍，包括阴茎无法勃起或勃起难持久、勃起不够坚硬。而无法勃起的原因除了心理因素外，也可能由慢性病或外伤引起。抽烟、酗酒、药物和激素分泌不足也是原因。勃起要依赖副交感神经作用，过程需要身体放松才能达成。之后到高潮时的射精却又需要交感神经的作用，让阴茎底部的肌肉收缩，才能将射精管内的精子压出去。男性勃起能力不好，不论是无法射精、阳痿早泄，还是阴茎举而不挺、挺而不坚等性功能的低下障碍，都会使射精有障碍，自然就难使女方受孕。

运动量少、压力大使男人雄风不再

勃起障碍已非中老年人专利，自从线上游戏、智能手机、平板电脑普及后，门诊确实发现有不举困扰的年轻人较5年前增加了20%～30%，且普遍都有运动少、电脑使用时间长等习惯。男性原本就会分泌少量的雌激素，而熬夜会让内分泌失调，抑制睾丸素（雄性激素）生成，导致男性对性刺激的敏感度下降。

近年来，在35～45岁的上班族中，因为工作压力大而有勃起困扰的男性比例增加了20%。曾经有过这样一个案例：夫妻俩，男方36岁，女方32岁，急着怀孕，也是一直没有消息，于是一起来求诊。经过检查，发现其实问题不大，主要还是因为平日运动量太少，工作压力又大，再加上"想怀孕"的心理压力，造成了"心因性勃起障碍"。经过适当的治疗后，夫妻生活才总算获得改善。

事实上，缺乏运动、运动量不够，会造成身体局部的血液循环不流畅，而男性勃起需要血液先进入阴茎内，回流的瓣膜关闭后才会勃起。如果血液循环不好，血流进入阴茎的程度不足，就会使阴茎无法勃起或勃起来一下又软掉。

另外，疾病、肥胖、生活习惯不正常、抽烟等可能也会影响勃起。抽烟会让血管收缩，使阴茎的血流灌注不进去，就胀不起来。压力等心理因素也常会造成勃起障碍。我曾经在临床上接触过一个案例，男方沉溺于交际应酬，回家后又觉得对妻子很愧疚，造成只要在一起就无法勃起的状况。

疾病导致阴茎难强

循环与血管疾病特别容易影响男性勃起的能力。举例来说，勃起组织的静脉阻塞不良可能会导致血液在关键时刻大量自阴茎向外流出。勃起硬度不足可能也是高血压的后遗症，因为血管内的相关沉积物会影响阴茎的血液循环。然而，勃起硬度不足也有可能是抗高血压药物治疗所引起的副作用。

还有一种造成勃起障碍的可能，是神经控制较迟钝，通常是受疾病影响，如糖尿病、强直性脊柱炎、性病感染或脊椎损伤，都会导致神经的传导出现问题。糖尿病是一种代谢疾病，可导致血管内出现沉积物，因此影响血流，导致流入勃起组织的血液不足。

还记得有一个案例便是因为脊椎受伤而引起的。患者是一位工地的领班，在一次意外中，被倒下的鹰架压伤，伤的地方刚好在脊椎的位置，后来虽然捡回了一条命，但造成了勃起障碍。类似这种伤害，最后可能仅能以人工授精的方式来完成他想要做爸爸的愿望了。

此外，高血糖通常会破坏神经，影响诱发勃起的信号传递，造成龟头的神经感觉较迟钝，即使经过刺激也没什么感觉或反应，使勃起有障碍，也不易诱发射精反射。还有些性功能低下的情况则反映出男性的健康出了问题。因为阴茎的血管直径与心脏的冠状动脉、肾脏的肾动脉、脑血管的大小差不多，见微知著，如果有勃起问题，就要同时怀疑有没有心血管方面的问题，并且需要多注意心血管健康。

另外，前列腺疾病通常也与勃起问题有关，针对前列腺癌的手术可能会破坏参与勃起的神经。

劲敌四：生殖系统感染威胁造人大业

常见的男性生殖道感染，如细菌性尿道炎，会导致尿道感染、膀胱感染，严重时还会导致前列腺炎、射精管炎、输精管炎。细菌感染睾丸时情况较严重，会导致睾丸、前列腺、射精管、输精管等部位发生炎症，直接影响精子的活力和动力，不但使精子质量明显低下，死亡精子数目明显增加，而且会破坏生精工厂的生产线，发生化脓或让负责作业的细胞死亡，具有授精能力的精子数量减少、活动力降低、形态异常、能力低下或失去进入卵子并与卵子结合的能力，严重时甚至会直接导致无法生精。

包皮过长容易引发包皮炎、龟头炎、尿道炎，如果遇到感染源的话，还可能增加生殖器疣、疹等性传播疾病的感染概率。包皮过长容易藏污纳垢，如果不重视清洁，会引发感染或反复性感染，使输精管阻塞、睾丸纤维化，导致无法生精及运精，甚至演变成无精症。包皮过长不仅危害了男性自身的健康，也容易造成男性不育，因为包皮垢感染可引起前列腺炎，降低精子活动力和精液黏度，由此造成不育。细菌性感

▶ 包皮常见问题

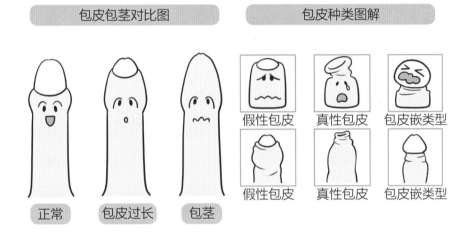

包皮包茎对比图

正常　　包皮过长　　包茎

包皮种类图解

假性包皮　真性包皮　包皮嵌类型

假性包皮　真性包皮　包皮嵌类型

▶ 生殖器疣

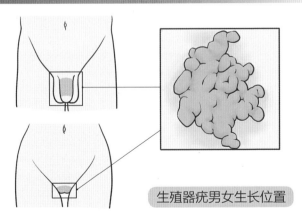

生殖器疣男女生长位置

染也可能是因为性行为的多样性，如口交、肛交前没清洁好，就直接行房，也容易造成感染。

清洁不彻底，感染跟随你

常常有人在口交前才刚进食完毕，口腔有很多细菌，晚上做完之后就一觉到天亮，睡醒再做一次。这种情况在蜜月期特别容易发生，很容易发生俗称蜜月综合征的生殖或泌尿系统感染，即蜜月期因房事过度或不洁性行为引起的精神不佳、气色不好、泌尿道感染、生殖器感染（如细菌性尿道炎、阴道炎、膀胱炎等）。

外阴部的清洁不够，或尿后没有适当擦拭，则易引起膀胱炎、阴道感染，甚至导致尿路感染、急性肾盂肾炎。若不慎感染风寒，则男女都会出现腹部胀痛、阴部缩痛等现象。若感染反复发生，易造成尿道狭窄或输精管阻塞坏死，而无法生精及运精。若感染淋病、梅毒、淋巴性肉芽肿等性传播疾病，也会导致生殖系统阻塞、睾丸纤维化等障碍。

第二章

对症下药，重获做爸妈的权利

其实遇到不孕问题，最重要的是先找到原因，才能有效地对症下药。现在的医疗技术有了较大进步，身体机能问题并不是绝对不能解决，经过医疗手段处理之后，很多都可以获得改善，也能相对提高怀孕率。如果遇到前文所描述的不孕困扰，现今的医疗是否有方法可以处理呢？

如何让女人"好孕"一生

近年来女性不孕呈现上升的趋势，不孕症是女人一生的痛，给年轻的夫妻带来了不可估量的伤害。女性不孕不是一个独立的疾病，而是多种疾病的一个临床表现，其病因非常复杂。因此，要及时掌握不孕的蛛丝马迹，治疗不孕症宜早不宜迟。同时，女性朋友还要加强预防不孕的自我保健意识。

如果有不孕的困扰或怀疑有不孕的可能，最好尽早到医院就诊找出原因，选择适当的方法来治疗，就可以提升怀孕的概率，早日一圆当爸妈的梦想。

对策一：解决排卵障碍先找病因

排卵障碍的原因很多，其中卵巢因年龄增长而老化是最常见的。此外，卵巢疾病或内分泌系统疾病、药物影响、卵巢手术史等，都会造成卵巢功能的障碍。

一般超过35岁的女性，排卵能力会下降。另外，多囊卵巢综合征，卵巢肿瘤（水瘤、巧克力囊肿、卵巢良性肿瘤等），早发性卵巢衰竭等，都是造成排卵障碍的原因。

原因1：高龄

有一名34岁的女士来找我，希望我能帮助她顺利怀孕。

她说，她30岁就结婚了，之前也曾经怀孕，但总是在6～8个月的时候流产。之后，吃了整整一年的中药来调理身体，但还是无法如愿怀孕。

我为她安排了一系列的检查，发现她有一侧输卵管不通，另一侧的末端则有些水肿，盆腔也有感染。而且明明才34岁，但她的卵巢储能指标仅0.5，相当于43～45岁女性的指标。有了这些问题，自然想怀孕也难了。

大家都知道女人一旦超过35岁，生育能力便会逐年下降（研究显示男性过了40岁也会有相同的困扰），加上现在人们普遍晚婚晚育，不孕不育的困扰也就逐年增加。

超过35岁者若要早生贵子，可考虑早点用"有效率的方法"怀孕。超过35岁者可能面临卵巢的老化，用自然行房的方式，效率显然不高，建议寻求更好的方法，例如吃排卵药或打排卵针，让同一周期的排卵数增加，或借助人工生殖的方式，如进行人工授精或试管婴儿，以尽快达到怀孕的目的。选择人工授精的方式，可增加受孕概率；做试管婴儿则更加缩短了求子过程。至于选择何种方式，就看你想要多快达到目的了。

原因2：卵巢疾病

相信不少人听过巧克力囊肿，也大致知道，如果有巧克力囊肿，女性在怀孕的路上会更辛苦，而我就接触过不少这样的案例。

一位在工艺品店上班的女士，超过35岁才结婚，因为年龄的压力，自然很想立刻就怀孕。她说，除了有子宫肌腺症外，她的月经规律，而且量也可以，只是之前做人工授精，却在第六周时流产了。

于是，我给她做了更进一步的检查，这才发现，她两边的卵巢都有巧克力囊肿。在仔细的评估过后，我决定对她进行药物治疗且配合使用排卵药物。半年后她告诉我已经怀孕8周，希望她这次能够如愿当妈妈。

卵巢疾病有多囊卵巢综合征、巧克力囊肿、肿瘤、畸胎瘤、水瘤等。多囊卵巢综合征会导致不排卵或排卵不规律，使女性不容易受孕。罹患这种疾病的女性排出的卵子成熟度不好，受精及着床率皆低，想怀孕的话倾向于先以排卵药物治疗，让卵巢在同一周期产生多颗卵泡，这样能提高优质卵子的产生率，然后再以人工生殖的方式辅助受孕。

多囊卵巢综合征是一种异质性内分泌失调的疾病，会使卵巢产生许多直径2～8毫米的不成熟卵泡。其临床症状表现非常多样化，从月经异常、不孕，到代谢综合征皆可发生，而发生时间更涵盖青春期至停经后，病因至今仍不清楚，可视为一种异质性疾病。患者的症状也不太一样，有些人症状很轻微，外表看来瘦瘦的并不胖，外观无多毛，月经周期较长（大于35天）但还算规律；严重者，多毛，体型肥胖，月经半年或一整年不来，月经周期极不规律。

总之，多囊卵巢综合征患者临床症状表现有轻有重，表现多样异质

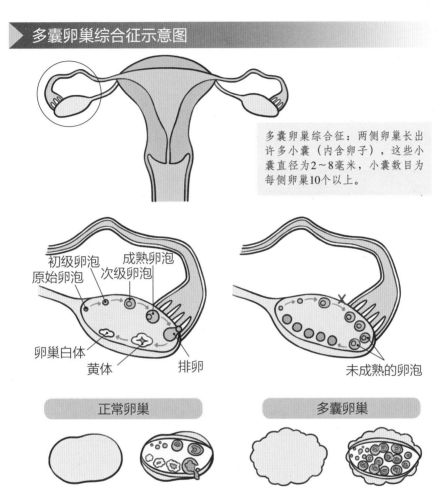

多囊卵巢综合征示意图

多囊卵巢综合征：两侧卵巢长出许多小囊（内含卵子），这些小囊直径为2～8毫米，小囊数目为每侧卵巢10个以上。

初级卵泡　成熟卵泡
原始卵泡　　次级卵泡

卵巢白体
黄体　　排卵

未成熟的卵泡

正常卵巢　　　　　　多囊卵巢

性。患者年轻时被月经不规律及不孕症所困扰，容易体重增加及肥胖，中年以后细胞代谢异常，容易出现代谢综合征，糖尿病、心血管疾病等慢性病罹患率增加。

病情比较严重的患者，须靠药物治疗，如服用降雄性激素的药物或降胰岛素抗性的药物。经过一段时间的辅助治疗后，再进行排卵诱导，进入人工授精或试管婴儿的流程，怀孕率才会提高。

卵巢巧克力囊肿，医学的正式名词称做卵巢子宫内膜异位囊肿，它是子宫内膜异位症的一种表现。因为月经不调而导致经血及子宫内膜组织逆流，从输卵管流入盆腔，内膜组织卡在腹膜、卵巢、子宫等部位异位生长，造成子宫内膜异位症，如果内膜组织卡在卵巢生长，就会造成卵巢巧克力囊肿。

子宫内膜异位症示意图

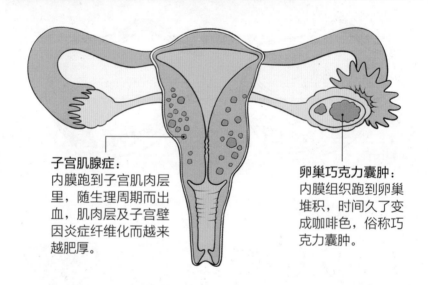

子宫肌腺症：
内膜跑到子宫肌肉层里，随生理周期而出血，肌肉层及子宫壁因炎症纤维化而越来越肥厚。

卵巢巧克力囊肿：
内膜组织跑到卵巢堆积，时间久了变成咖啡色，俗称巧克力囊肿。

卵巢巧克力囊肿好发于20～40岁的年轻女性，它会导致不孕症、盆腔粘连及月经异常。如果巧克力囊肿直径超过10厘米，变成卵巢癌的风险也会增加。患有巧克力囊肿的人需以药物与手术共同治疗。巧克力囊肿若小于2厘米，采取药物治疗，再配合排卵药物或人工生殖技术，即可有效果。如果囊肿大于4厘米，可能要先做腹腔镜手术或一般开腹手术先处理囊肿，再配合药物治疗，例如黛美痊（Dimetriose）或柳菩林

（Leuplin depot）这样的药物。因为手术后巧克力囊肿复发率高达30%，所以术后还要配合上述药物治疗3～6个月，才能让复发率降低。如果将囊肿的复发率降低至10%以下，就能计划进行自然或人工授精。（以上药物须在医师指导下使用，勿自行至药店购买。）

卵巢有肿瘤、水瘤或畸胎瘤的女性，最好先以手术治疗之后再怀孕。一般在手术治疗之后应休息1～3个月后再做人工生殖的诱导排卵刺激。若做过化疗，则建议在卵巢衰竭前尽快利用人工生殖技术怀孕。

一般来说，卵巢囊肿大小超过5厘米就算是异常，但是还要考虑患者的年龄和月经状况。在育龄女性中发现的卵巢肿瘤大部分是良性的，有许多是所谓的功能性囊肿，包括滤泡囊肿（有人称为水瘤）和黄体囊肿，通常会随着月经周期变化，通常没有症状，只要定期检查即可，大部分在1～3个月经周期后会逐渐消失。

有时候水瘤较大，会有下腹压重感、痛感或是乳胀感，有些人会月经延迟或有异常阴道出血。此时除了定期检查外，有些医生会给予口服避孕药抑制排卵的建议，促进囊肿消失。卵巢还有许多良性肿瘤，例如畸胎瘤、浆液性囊状腺瘤、黏液性囊状腺瘤、纤维瘤等，从儿童到停经妇女都可能发生，其形成的原因至今还不清楚。

不过子宫内会长肿瘤，也跟患者体内雌激素过高有关，因此要避免吃油炸、高糖分食物。另外也要谨慎食用一些健康食品，像是月见草、蜂胶、灵芝、葡萄籽、蜂皇乳等，都会使体内雌激素增多，有肌瘤、子宫内膜异位症、卵巢囊肿的女性，都不应该随意服用。

原因 3：内分泌疾病

其实女孩子从十二三岁开始，就得留意与盆腔相关的疾病了。若本身构造正常，但迟迟不来月经，也可能是内分泌失调所致。此时，可先观察其第二性征是否明显，是否有乳房长不大甚至萎缩的症状。可经由激素药物治疗而改善，如果不能把月经问题解决，则有可能导致成年后的不孕。

内分泌疾病一般先采用药物治疗，等病情稳定之后，可再进行怀孕计划。当女性出现泌乳素、雄性激素过高等生殖内分泌异常问题时，也会导致排卵出现障碍，造成女性不易受孕。这时可使用降泌乳素药物，如多巴胺拮抗剂（Dopamine agonist）。如果是甲状腺机能亢进的症状，可服用抗甲状腺药物（Propylthiouracil，简称PTU）。有甲状腺机能低下的症状，要补充甲状腺素口服药物，必要时须服用特殊药物，如奎宁或轻微类固醇来治疗。

如果有甲状腺问题而在孕前未获得改善，严重者在生产时甚至可能引发甲状腺风暴，进而威胁生命安全。

原因 4：卵巢衰竭

早发性卵巢衰竭是指40岁以前卵巢失去排卵的功能，发生的年纪则不一定。月经是女性生理周期的自然表现，受脑垂体与卵巢分泌的激素影响，一旦卵巢衰竭，无法分泌激素及排卵，生理周期中断，直接的表现就是停经。

早发性卵巢衰竭有家族性和偶发性两种，若有家族性遗传，唯一解决之法是尽早结婚生子，否则到了卵巢衰竭时，就只有靠人工生殖技术才有可能怀孕。

若发现月经很少来或无月经，或是月经不规律，原本有月经但之后逐渐没有，都可能是早发性卵巢衰竭，其发生率约占1%，原因可能是基因异常，如体染色体或性染色体X异常、手术切除卵巢或因放射线治疗、化学治疗、药物及环境污染而失去卵巢功能。

若检查发现还没到更年期卵巢就已经衰竭，不管由什么原因造成，都会导致不孕。国外有医生曾提出可以通过卵巢移植或卵巢组织移植的方式进行改善。有个手术是以同卵双胞胎的姐妹为对象（因两人基因一样），将妹妹的一部分卵巢组织以手术的方式植入姐姐衰竭的卵巢中，竟可使卵巢恢复原有的机能，并且让姐姐成功怀孕。接种难点在于血管是否能接通且血管不阻塞，让卵巢得到足够的血流灌注量。但卵巢移植或卵巢组织移植手术目前仍在实验阶段，还未有定论。

对策二：腹腔镜治愈输卵管阻塞

输卵管阻塞的原因可能是炎症、水肿或结扎。针对炎症导致的输卵管阻塞，治疗方式基本上是预防胜于治疗。如果因盆腔炎而使输卵管阻塞，等到炎症过后再治疗就太迟了。治本的方式应该是减少盆腔感染的机会，如注重私密处的日常保养。

盆腔炎是引起输卵管阻塞的主因。有研究报告指出，发生盆腔炎的次数越多越容易患不孕症，发生3次以上盆腔炎，有53%的概率会患不孕症。子宫内膜炎也可能造成输卵管阻塞。结扎手术也是造成人为输卵管阻塞的原因之一。此外，腹膜炎和盲肠炎都可能造成盆腔发生粘连，影响输卵管蠕动或是阻隔卵巢和输卵管的交通，阻断卵子进入输卵管及在其中运输。

▶ 男女私密处日常保养的正确方法

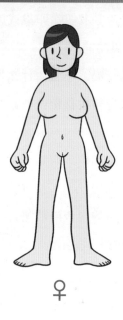

♀

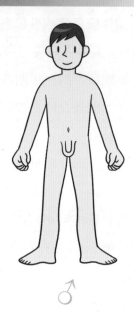

♂

内外裤宽松

龟头周围要清洗

房事前要清洗

勿自行清洗阴道

私密处外部常清洗

内外裤宽松

阴道处于酸性（pH约4.5）的环境，保养时不要用清水（pH约7.4）清洗整个阴道，只要清洗外阴部即可。因为水分进入阴道后，会让阴道酸碱值改变，pH上升至6左右，接近中性，对病菌的抵抗力就会降低。因此只要一点细菌再加上熬夜或压力大就会使身体免疫力下降，容易让细菌沿着阴道进入子宫腔、输卵管，从而导致输卵管、盆腔炎症，易造成粘连。

输卵管阻塞可以通过子宫输卵管造影来初步诊断，如果怀疑单侧或两侧不通时，可以进一步做腹腔镜检查，观察盆腔是否有病灶或粘连，同时从子宫颈打入甲基蓝液观察输卵管是否通畅。

在治疗方面，过去开腹重新接输卵管手术很盛行，但成功率只有60%～70%，随着手术器械的进步，用腹腔镜来重接输卵管，成功率可达70%～80%。更进一步可以使用达芬奇机器手臂辅助腹腔镜重接输卵管，成功率可达90%。

注意私处清洁，减少性伴侣

性生活前男性要注意私处的清洁，因为如果没有清洁干净，龟头包茎藏纳的污垢会将细菌带到女性的盆腔内，从而造成细菌感染。行房后最好要冲洗外阴，但不要灌洗阴道。建议在性生活后要排尿，平日也不要憋尿，这样才不会造成尿路感染或盆腔感染。

此外，性伴侣太多易增加女性盆腔炎的发生概率。多重性伴侣易致性传播疾病（常见有尖锐湿疣、淋病、梅毒、艾滋病），较容易引发炎症、感染。此时，阴道分泌物颜色、气味会出现异常，阴道口会瘙痒不适，肚子也会痛，甚至会伴有发热症状。这些疾病引起的输卵管阻塞、子宫内膜炎、子宫肌壁损害、内分泌功能紊乱等都有可能导致不孕症。对于性传播疾病，一旦发现初期症状就要治疗，较不会造成粘连后遗症，如果延误治疗时机，导致输卵管化脓，更容易造成输卵管不通。

结扎后须以手术接通输卵管

如果是因为结扎而造成输卵管不通的，则只能求助手术接通，但输卵管直径只有0.1～0.4厘米，不是人人都适合通过手术再接通输卵管的。如果结扎部位太靠近子宫，因为直径太小，接通手术会是一大挑战。而输卵管接通后，也并非一定能成功受孕，过去也曾发生术后又再次粘连的情形。

目前接通输卵管的方式主要有以下几种：

1. **开腹手术**：医师以单一切口进入腹腔进行手术。传统的开腹手术接通输卵管的成功率可达70%。

▶ **开腹手术示意图**

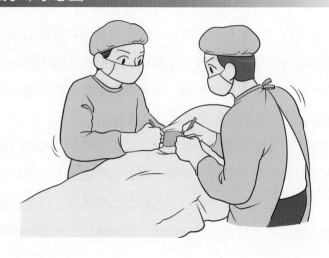

开腹手术的好处是直视病灶、直接操作，但伤口大、出血多、恢复慢且并发症较多。尤其是肥胖妇女，因皮下脂肪厚、脂肪层里的血管少，伤口不易长好，同时药物也不易输送至有效部位，所以易感染，并发症发生率达10%。

2. **腹腔镜手术：**在腹部开微创小切口，插入特制装置及器械，以腹腔镜影像镜头进入腹腔中进行手术。术后的伤口小，接通输卵管的成功率达80%。

▶ 腹腔镜输卵管重接手术示意图

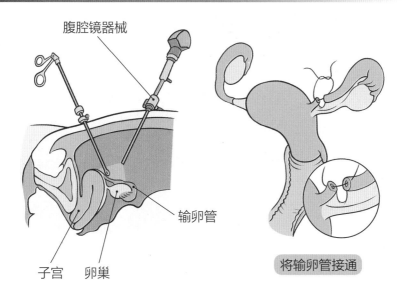

腹腔镜器械

输卵管

子宫　卵巢

将输卵管接通

以往常用传统开腹手术接通输卵管，通常伤口大、恢复期长，现在则以腹腔镜手术为主。在全身麻醉的状况下，用3～4个约0.5厘米的小伤口，在先进的腹部充气技术辅助下，先以微型摄影镜头深入腹腔观察，再将输卵管显影剂注入输卵管中，阻塞处便一目了然。手术时将阻塞的输卵管部位先行切除，再以极细的针线将输卵管两端缝合起来。

手术完成后的一年内是受孕的黄金时期，有20%～50%的患者能幸运怀孕，5%～20%的患者有发生宫外孕的可能，其余的患者则仍无法如愿怀孕。建议无法怀孕的患者回到试管婴儿治疗的流程里，因为接通的输卵管可能在短短的一年内再度发生程度不等的粘连现象。

3. 达芬奇手术：此为最新科技，采取机器手臂来固定及控制内窥镜器械操作，稳定性好。借此可辅助腹腔镜手术系统，是腹腔镜手术的进阶版，让术野更立体，精细度更好，3D立体的画面可放大4～10倍，有利于手术者看清楚细微组织构造，避免手术过程中伤到其他组织。

▶ 达芬奇手术

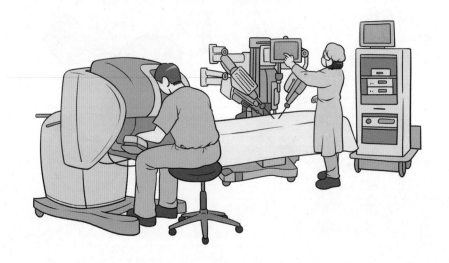

目前一台达芬奇器械被设定只能使用10次（10个患者），且价格不菲，达芬奇器械犹如手腕关节般灵活，对于精细缝合很有帮助，用在输卵管重接手术上最适合，并且输卵管接通率高达90%，但因耗材较贵，所以费用较高。

在临床上曾遇过女性再婚后要开刀打开结扎输卵管的案例，经达芬奇手术后半年就传来怀孕的好消息，并在后来成功生下一个男婴。

还有一位女性已经结扎12年，竟还能接通输卵管，且自然怀孕、产子。她以达芬奇机器手臂微创手术进行显微输卵管接通手术，接通切断了12年的输卵管，并在没有任何药物辅助的情况下自然怀孕，而且顺利产下一个健康宝宝。

若输卵管发生水肿，且情况很严重，想怀孕就只能借由试管婴儿的方式进行了。做试管疗程前，必须先切除或阻断水肿的输卵管。据以往文献及研究发现，输卵管水肿时，管内纤毛运送卵子及胚胎的功能早已丧失，即使接通也只是增加宫外孕的风险。另外，为了避免日后植入子宫的胚胎被输卵管积液冲刷破坏，造成着床失败，必须先切除水肿的输卵管，不然试管的怀孕成功率会下降。有些输卵管阻塞由骨盆粘连所致，需用腹腔镜方式先将粘连的地方剪开，使输卵管蠕动恢复正常，之后才能增加受孕的机会。

对策三：手术治疗解决子宫疾病

静芳（化名）今年33岁，与老公结婚已经3年了，最近一年计划生小孩。她努力量基础体温，在排卵期与老公"做功课"，但是一直没有好消息。最近半年她的月经常常会滴滴答答来十多天才干净，除了不方便外，性生活也受到影响。老公有需求时月经却还没完全结束，只好休兵息鼓，老公虽然体贴没抱怨，但可以感觉出他心情郁闷。

老公担心她月经滴滴答答来太久会有问题，催促她到医院妇产科门诊检查，医生先安排做妇科阴道超声检查，报告显示子宫腔内可能有息肉。于是医生立刻请静芳到妇科内窥镜室接受免麻醉软式宫腔镜检查，过程就像做子宫颈抹片检查一样，几乎没有感觉，3分钟就做完了。在检查过程中软式宫腔镜通过阴道、子宫颈到达子宫腔，静芳一边看着荧幕一边听医生解说，并看到自己子宫腔内长了一颗直径1厘米左右的息肉。医生诊断子宫内膜息肉不但引起月经异常，也会造成胚胎着床困难，导致难以受孕，于是安排硬式宫腔镜门诊手术切除子宫内膜息肉。手术后静芳的月经就正常了，3个月后居然自然怀孕，夫妻俩都非常高兴。

子宫是胎儿居住的宫殿，若房子地基不稳或有许多土石堆，当然没人愿意住。息肉长在子宫腔壁上，易引起不正常出血，也会造成胚胎着床失败。因子宫疾病造成的不孕症，最常见的有子宫内膜息肉、子宫肌瘤、子宫肌腺症、先天子宫畸形、子宫腔粘连，治疗方式都是先处理子宫病变再着手进行怀孕计划。

子宫内膜息肉

在子宫腔内的肉样肿块，可能是有蒂的黏膜下肌瘤、子宫内膜息肉、子宫肌腺瘤和恶性肿瘤。

子宫内膜息肉的形成，可能与炎症、内分泌紊乱，特别是雌激素过高有关。多数学者认为，息肉来自未成熟的子宫内膜，尤其是基底部内膜。

整体而言，子宫内膜息肉最常见的类型是局限性的内膜肿物，突出于子宫腔内，单个或多发，灰红色且有光泽，一般体积较小，平均直径在0.5～2厘米之间。小的直径仅有1～2毫米，大而多发者可充满宫腔。蒂粗细、长短不一，长者可突出于子宫颈口外。有的蒂较短，呈弥漫性生长。息肉表面常有出血坏死，亦可合并感染。如蒂扭转，则发生出血性坏死。

子宫内膜息肉一般好发于青春期后任何年龄，但常见于35岁以上的女性。单发较小的子宫内膜息肉常无临床症状，往往在检查其他疾病时始被发现。多发性子宫内膜息肉常伴随月经过多及经期延长，此与子宫内膜面积增加及内膜过度增生有关。大型息肉或突入子宫颈管的息肉，易继发感染、坏死，从而引起不规则出血及恶臭的血性分泌物。

如果子宫内膜长有息肉，可做刮宫术，或以宫腔镜手术切除息肉，之后再做人工授精或试管婴儿。

刮宫术通常需要麻醉，手术时用刮匙将子宫内膜刮下来，通常须把子宫腔全部刮一遍，以减少失误率。因为只有扩张子宫颈口，才能将刮匙置入子宫内，而扩张子宫颈口会痛，刮子宫内膜也会，所以手术一般在麻醉状态下进行。但通常使用静脉注射或吸入麻醉即可，因为手术时间只需15～20分钟。最近流行的微创手术，用宫腔镜切除子宫内膜息肉，伤口小，复原快，已取代刮宫术，成为主流。

子宫内膜息肉示意图

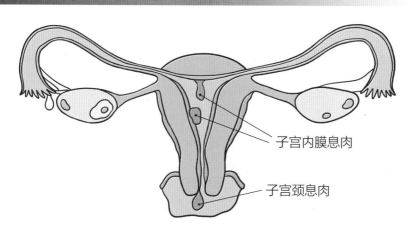

子宫内膜息肉

子宫颈息肉

子宫肌瘤

　　子宫肌瘤是一种平滑肌良性肉瘤，由子宫肌层生长出来。子宫肌瘤直径超过5厘米就可能会扭曲子宫腔，造成子宫腔变形，并干扰怀孕，必须以手术处理，如开腹、腹腔镜、宫腔镜手术（适用于肌瘤突出于子宫腔者）。采用达芬奇手术处理肌瘤，子宫伤口可以缝得密合一点，可降低怀孕后发生子宫破裂的概率。

　　约翰·霍普金斯大学妇产部的调查显示，因为子宫肌瘤这个单一因素造成不孕的比例，约占不孕症患者人数的10%左右。不同形态的肌瘤对生育力的影响不同，手术方式的选择及手术预后也不同。目前普遍认为子宫肌瘤是造成不孕的一个重要因素，其中以黏膜下肌瘤影响最大，其次是子宫壁内肌瘤，浆膜下肌瘤的影响最小。

▶ 子宫肌瘤示意图

肌瘤常见类型

肌瘤会压迫其他部位

浆膜下肌瘤
压迫输卵管
子宫
压迫直肠
压迫膀胱
黏膜下肌瘤
黏膜下肌瘤
壁内肌瘤
肌层下肌瘤
膀胱
阴道
直肠

此外，肌瘤直径超过5厘米、生长位置太靠近子宫颈或是输卵管，都会影响生育力。有许多报告指出，黏膜下肌瘤或是子宫壁内肌瘤可能会造成子宫收缩不良，因而影响精子在子宫内的游动、排卵及卵子的移动。此外，肌瘤可能造成子宫内膜血流环境改变或炎症，导致胚胎着床失败或早期流产。

子宫肌腺症

俗称腺瘤，是子宫内膜异位症的一种表现。正常情况下子宫内膜长在子宫腔的表层，当内膜组织跑到子宫肌肉层内生长，就成为子宫肌腺症。

子宫肌腺症会让子宫壁越来越厚，周期性经血会积在子宫的肌肉层里，越积越多，会导致严重痛经。而且子宫壁厚也容易使胚胎着床困难或失败，继而引起早期流产。从超声检查可发现整个子宫变大，子宫壁肥厚，尤其是后壁，同时伴有超声波回音增强的特点。如果肌层肥厚集成一团呈强回音波特点的瘤状物，一般就称之为子宫肌腺瘤。

▶ 肌腺症子宫与正常子宫比较

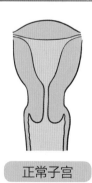

正常子宫

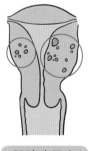

肌腺症子宫

治疗的方式包括手术治疗或药物治疗，也可两者并行。

然而约有一半的患者是无症状的，甚至可能因为其他疾病而切除子宫后，病理检查才意外发现有子宫肌腺症。内诊可以发现子宫弥漫性肥大，通常呈球状。此外，经期子宫会肿大，内诊时子宫会有压痛；月经终了时会稍微缩小，并且压感会消失。

此外，子宫肌腺症患者的肿瘤指数CA-125有时也会升高，可以作为诊断参考。然而真正确诊仍要经腹腔镜做子宫切片，送病理切片检查后才能确定。

先天性子宫畸形

先天性子宫畸形者，如双子宫、子宫中隔、双阴道单角子宫、T形子宫者，想要怀孕都要考虑先手术治疗。子宫中隔犹如宫殿内有隔间房，需要将隔间打掉，让空间变得大一些。原则上，胚胎在中隔着床多数会流产，如果在正常位置，如靠近子宫的正常肌肉着床，则有机会成功怀孕。由于子宫中隔会让子宫的空间变小，影响胚胎着床，而且阴道中隔可能阻断精子运动，使其无法游到子宫从而导致不孕，因此须视其严重程度来治疗，例如可利用宫腔镜手术处理中隔，让子宫恢复正常形状，以利于胚胎着床。

所谓双子宫，是指女性拥有两个子宫。症状为两侧副中肾管完全未融合，各自发育形成两个子宫和两个宫颈，阴道也完全分开，左右侧子宫各有单一的输卵管和卵巢。此类型子宫的空间比正常子宫小，虽然可以怀孕，但会增加早产的概率。双子宫患者也可能因子宫壁较薄、受精卵不易着床而怀孕困难，怀孕生产的风险也会增加。

而双角子宫，即胚胎发育过程中，两侧副中肾管尾端已大部分会合，末端中隔已吸收，故有一个宫颈及一个阴道，但子宫底部会合不全，导致子宫两侧各有一角突出的情况。其实，双角子宫与双子宫都属于子宫畸型，只是程度有所差别而已。由于子宫的空间较小，加上子宫不易随着胎儿的成长而扩展，容易引发早期流产或早产风险，一旦反复出现此状况，则需要考虑手术。

先天性畸形子宫

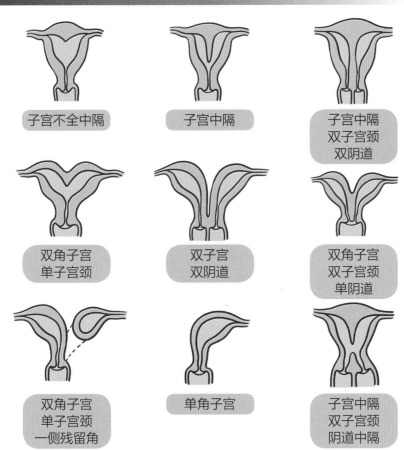

| 子宫不全中隔 | 子宫中隔 | 子宫中隔
双子宫颈
双阴道 |

| 双角子宫
单子宫颈 | 双子宫
双阴道 | 双角子宫
双子宫颈
单阴道 |

| 双角子宫
单子宫颈
一侧残留角 | 单角子宫 | 子宫中隔
双子宫颈
阴道中隔 |

双子宫、双角子宫则需采取开腹手术进行子宫整形术，将子宫变成单一子宫腔，胚胎才有机会着床。子宫整形术可让怀孕率提高到80%左右，效果还不错。

子宫腔粘连

子宫腔粘连好发于盆腔炎、子宫腔炎患者或进行过多次（3次以上）人工流产手术者。解决的方法是用宫腔镜将粘连的地方切开或切除，再给予雌激素让内膜重新生长，可提高受孕率。

造成子宫腔粘连的原因可能是人工流产手术造成的子宫损伤；或子宫曾有炎症，却未妥善治疗。另外，亦可能是子宫内避孕器感染而引起的子宫炎症。子宫腔粘连的临床表现是每次月经来潮会剧痛，或月经量少。

▶ 子宫腔粘连示意图

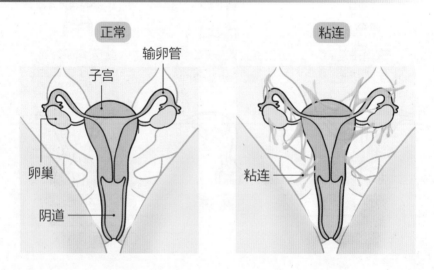

正常　　　　　　　　　　　粘连

输卵管

子宫

卵巢

阴道

粘连

当子宫腔出现粘连，粘连处的内膜受伤且不再生长，造成受精卵无法着床，因而造成不孕。可以打个比方解释：内膜如同正常的草地，内膜受伤就像草地被挖掉，如果内膜再纤维化，就好像草地被涂上水泥，如此就没有正常的土壤供种子发育、成长。子宫腔粘连的区域越大，不孕的概率就越高，有些患者的子宫腔甚至会粘在一起，连月经都不会来。

对策四：三种方法治子宫颈疾病

子宫对外门户——子宫颈，若被阻挡、关闭或开口太小，都不利于精子进入。

有位31岁的女性就有这样的问题。在基本的检查中，一切都正常，但结婚3年，仍迟迟不能怀孕，后来才发现是因为她的子宫颈入口太窄小。不过，现代的医学认为，这是可以克服的，我们为她治疗了3次，终于在第三次使她成功受孕。

常见子宫颈疾病的治疗方法，我们将会分别介绍。

子宫颈息肉

子宫颈内管长息肉，好比到达宫殿的隧道里有个大石头，精子大军很难攻进城内，自然不易受孕。在一般门诊即可用简单器械将息肉摘除，或以宫腔镜处理即可。

子宫颈是子宫下端的部分，子宫颈内管呈现圆筒形或梭形，管腔的上段开口是子宫颈内口，下端开口则为子宫颈外口。在子宫颈的内管表面有一层黏膜，若经由长期慢性炎症的刺激，会致使子宫颈内管的黏膜不断增生、堆积，且从黏膜的基底层向子宫颈外口突出，形成息肉。

子宫颈息肉的根部大多附着在子宫颈内管或是接近子宫颈的外口处，随着息肉持续生长而突出子宫颈外口，而较小的息肉则仍留在子宫颈内管处，只能在子宫颈外口处看见些许。

子宫颈息肉简单来说就是子宫颈长出赘肉。子宫颈息肉差异性很大，可能只长一个，也可能同时有好几个，有的只有几毫米大小，有的可能长到几厘米大。

子宫颈息肉是女性常见的子宫颈疾病之一，虽然属于良性疾病，但不仅会因不正常的出血影响生活，还有癌变的可能性，因此患者必须积极接受治疗。另外，由于复发概率大，故也必须定期复查。

子宫颈狭窄粘连

如果精子进入子宫的通道被完全阻塞，精子就不易上行，因此需用扩张器处理粘连的地方。

正常子宫颈口是会发生周期性变化的。受内分泌影响，女性排卵时子宫颈口会张开3毫米左右，可使精子易于进入子宫腔内；而排卵后又恢复原状，缩至1毫米以下。但子宫颈狭窄者却无以上伸缩现象。

子宫颈粘连的症状表现为月经减少或没有月经，轻微的可能没有任何症状。有时我们可以通过子宫输卵管造影上不规则的缺损来初步诊断子宫颈粘连，不过准确的诊断还是要靠宫腔镜检查。

子宫颈发育不良

子宫颈先天发育不良会导致管道狭窄或没有管道，对此需以手术治疗，但效果并不是很好。子宫颈发育不良者若想怀孕，在临床上几乎都是直接采取试管婴儿的方法，通过人工方式以长针穿过子宫颈，直接将胚胎送至子宫腔着床。

对策五：体外受精防止免疫性不孕

不孕症成因中，免疫性不孕约占10%，其中抗精子抗体引起的不孕是免疫性不孕中最常见的一种（占30%左右），抗子宫内膜抗体、抗磷脂抗体、抗卵巢抗体引起的不孕发病率也有上升趋势。

跟免疫有关的不孕症，较难察觉。即使夫妻做过很多检查，也很难找出病因。可能各方面都显示正常，但进一步检测发现女性白细胞指数偏高、红细胞沉降速率上升，或抗核酸抗体、抗磷脂质抗体偏高，甲状腺功能亢进或低下及存在甲状腺抗体等问题，这些都可能导致不孕。此外，罹患类风湿性关节炎、红斑狼疮者排卵也会不规律。

这类患者即使排卵正常，也会在精子进入输卵管形成受精卵的过程中，在盆腔中释放较多炎症因子，从而导致受精失败。

改善的方法即是采取体外受精，做试管婴儿也比较容易达成怀孕的目的。因为胚胎本身没有抗原性，植入子宫内不会遭受排斥，可减少母体的干涉，避开免疫细胞的攻击，增加受孕率。

如何帮助男人成就"爸业"

　　曾有一对夫妻上门求诊，男方45岁，女方也已经38岁了。男方是业务员，平日酒不离手，应酬和出差更是频繁。夫妻俩结婚五六年一直没有怀孕，人工授精做了3次也没有成功。

　　经过检查，女方问题不大，倒是男方，因为生活作息的关系，精子数量不足，质量也不佳，活动力更是只剩15%（40%以上才算得上正常）。而且，在精液中有白细胞，也难怪怀孕困难了。但想顺利怀孕也不是完全没有可能，只是，得先让精液的质量提升才行，所以，我决定先对其施用抗生素7天，再做后续观察，以拟出最好的治疗方案。

　　精子数量不足、活动力不佳、外观形态不正常或本身精子的制造生成有问题，都会造成精液质量异常，难以授精。更严重的是罹患无精症，完全无兵打仗，这该怎么办呢？

方法一：精液质量异常先问原因

　　前面提过，精液质量异常、正常形态的精子少，可能由男性生殖系统疾病造成，如精索静脉曲张、感染性疾病。也可因热源影响而导致。

精液质量异常，包括寡精症、无精症、死精症、弱精症、精量过少及精液不液化等。寡精症引起的男性不育占15%～40%，精索静脉曲张引起的男性不育占15%。

精索静脉曲张对人的影响是因人而异的，有人不受影响，有人症状明显，甚至影响精子的活动力、数量、形态、质量，须接受手术治疗才能有效提高精液的质量。如果感染疾病（如炎症或性病），则必须先进行药物治疗。

某些职业如厨师、长期开车的卡车或出租车司机，或喜欢泡热水澡、泡温泉、穿紧身裤的人，因睾丸长时间在受热的状态下，其精子质量、活动力容易变差。所以，应尽量避免热源或久坐不动，少穿太紧的裤子。喜欢泡热水澡的男性，每次泡澡最好不要超过30分钟，以免睾丸受热时间过长。

方法二：无精症不是无法挽回的痛

在临床上会看到有些男性的精液检查结果显示其连一只精子都没有，而且这种情况其实并不少见，在男性不育门诊的患者中占3%左右。如果确认是无精症，医生会先研究一下，看是阻塞性无精症还是非阻塞性无精症，再决定该如何处理。

阻塞性无精症

阻塞性无精症是指睾丸制造精子能力正常，精子输送管道受阻，以致精子无法顺利射出，精液里面看不到精子。

通常这类患者不论是睾丸大小、男性激素水平还是脑垂体激素都属正常，所以患者的体型外观，甚至性生活也没有特殊差异，患者经常无自觉症状。常见的原因是性病、输精管细菌感染，从而造成输精管产生粘连、阻塞。另一个原因是先天性影响，有的人一出生就没有输精管，所以精液中不见精子。还有一个原因是由结扎所致，睾丸造精后精子却一直堆在工厂里无法出货，因为外面并没有马路能输出货品。

如果是疾病感染所致的阻塞，要先以药物治疗疾病。如果是后天结扎造成的阻塞，要看看能否以手术再接通，可先将结扎处拆开再接输精管。如果是无输精管或无法以手术处理的阻塞性无精症，可能要考虑以睾丸取精的方式进行人工生殖，才能帮助怀孕。动一次刀，进行一次试管婴儿后，多余的精子可冷冻保存，日后随时可再解冻使用。

非阻塞性无精症

有一个案例很特别，男方28岁，女方24岁，这个年纪照理说只要性生活正常，要怀孕真的不是件难事，偏偏他们就是不孕不育。

女方先来检查，完全正常，一点问题也没有，于是我要求男方也一并来做检查，结果问题真的出在男方身上。

在检查染色体时，发现男方的第23对染色体是"XX"，也就是假性阴阳人。虽然他的外表完全正常，具有男性生殖器官，也不是阻塞性无精症，但是想怀孕，路就坎坷了一点。

非阻塞性无精症患者因为先天就有问题，如染色体异常、隐睾症或逆行性射精，从而导致无精症；或后天感染、意外受伤而导致睾丸衰竭，也会变成无精症。我在门诊中曾见过睾丸因外力而破裂出血或骑自

隐睾示意图

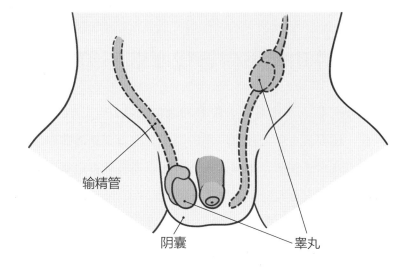

输精管

阴囊　　　　　　　　　　　　睾丸

行车不小心让胯下碰到脚踏车的横杆而使睾丸肿起的实例，这些都会间接导致睾丸的生精能力受损。

非阻塞性无精症的治疗方式，要看睾丸衰竭的程度而定。以先天性染色体异常所造成的无精症为例，因染色体异常是可以通过产前诊断发现的，所以父母如果知道孩子的性染色体有异常，可在青春期后睾丸开始生精时，在他们的睾丸萎缩衰竭前，先带孩子去医院储存精子，并且冷冻起来，等他们长大有对象后，可进行精子显微注射，以人工授精方式协助怀孕。

隐睾症通常以手术治疗，且最好在幼童时期进行。睾丸下降不良也是很常见的因素，具有这种病史的人无精子症发生率显著升高，并且双侧睾丸下降不良者的无精子症发生率比单侧的高两倍。罹患逆行性射精者，在将其尿液进行洗精收集之后，仍可进行人工授精或试管婴儿，有

10%～20%的成功率。还有一些非阻塞性无精症是由感染、受伤所致，需施以抗生素治疗感染源，以免留下并发症。

方法三：性功能障碍要找举弱原因

45岁的李先生，本来是令人羡慕的金融公司高管，社会经济地位高、收入佳，还娶了个年纪比自己小的妻子。但自金融海啸以来，他接连被公司放了几次无薪假，不但收入节节落，而且就连床第那件事也变得力不从心，心理压力大到令他难以承受。

性功能是男性自信心的关键之一。阴茎在未接受任何性刺激时，海绵体内血液的进出维持在一个平衡的状态，故保持疲软。当性刺激的信息经神经传导到阴茎时，会引发一连串的连锁反应，包括动脉扩张、平滑肌松弛、血管窦充血，静脉受到压迫阻止血液流出阴茎海绵体，从而引发阴茎勃起。

男性要展现雄风，就必须先能勃起，才能正常射精，不能当"快枪侠"或"闪电侠"。诸如不举（阳痿）、举弱（有举跟没举一样，都无法成功进入）、"剥皮蕉"（不够坚硬，不易进入阴道或射精）、射精障碍（性行为过程无法射精）都属于性功能障碍，难以让女性受孕。

性功能障碍的原因分为器质性和心因性两种，器质性原因大概占了80%左右。有此问题者，可到泌尿科检查是否有阴茎血管阻塞或狭窄的问题，同时检查是否有心血管疾病。射出来没有精液可能是尿道下裂，造成射精时精液外漏，也可能由逆行性射精或是天生性无输精管所致。若属器质性原因造成的性功能障碍，要怀孕须进行人工生殖。

器质性问题须检查原因

器质性的性功能障碍是因血管、神经、内分泌系统，或是阴茎海绵体本身异常受损所引起的勃起功能障碍，好发于50岁以上的中老年男性。其中最常见的是血管问题，原因有老化、动脉硬化、高血压、高血脂、糖尿病和吸烟等。而神经的问题则以糖尿病神经病变最为常见，其他如盆腔手术、脊椎受伤、脑部外伤，也可能导致神经病变，从而影响勃起功能。而男性激素不足亦是器质性的原因，可能因压力、老化或内科疾病如肥胖、糖尿病、肝肾功能异常等而使男性激素分泌不足，进而导致性欲降低与勃起功能障碍。

心理问题须转精神科

如果性功能障碍是因为心理问题，则需找精神科医生、性治疗师做心理方面的咨询，看能否解决问题。心因性性功能障碍是因心理因素使得中枢神经无法刺激勃起，而引发的勃起功能障碍。其原因可能为生活的压力、伴侣间沟通障碍、潜意识中的焦虑与紧张、没有信心等，好发于40岁以下的年轻男性。

现代男性工作压力大又熬夜晚睡，除正常工作外，下班后还会在职进修或交际应酬，经常喝酒、抽烟，生活习惯不良，压力大，易造成不举。临床上观察，有30%的男性在40岁之前就不举。一项泌尿科的正式统计显示，过了40岁之后，有50%～60%男性不举，或举而不挺、挺而不坚。

未满40岁的举弱男越来越多。我从临床上观察，不孕夫妻中有很多是先生不行，35岁上下就无法勃起。曾有个患者在跟妻子恋爱时很正常，结婚后反而不举，他也不知原因，就是提不起性欲。其实有很多是心因性的不举，要解决需要转入精神科进行进一步诊治。

非性功能低下所致的不育

我在门诊中也曾碰到过几对夫妻无性功能低下的障碍，但是夫妻间性生活从没成功过一次。有些是因原生家庭管教严格，致使两人在婚后每次行房都会紧张，让阴茎难以进入阴道。这不是真正的性功能障碍，只是不知性生活的技巧，经行房指导即能自然受孕。

另一种是"快枪侠"或"三秒男"，但这方面到底是不是问题呢？一名25岁男子，与妻子进行性生活时，竟仅维持十多秒就射精，男子当场傻眼，妻子也一脸错愕，经检查男子为不明原因早泄。男子自述，早泄已有半年，刚开始不以为然，但早泄越来越频繁，最近几次连20秒都维持不住，"几乎是还没开始就结束了，如同坐过山车，下坡时非常迅速"。检查后得知为不明原因早泄，经药物治疗，已改善早泄问题。医生表示，国外研究发现，早泄男约占成年男性的30%。

根据泌尿科的统计，一般性行为过程在3～10分钟之内都属于正常。但其实时间短或长也要看当时气氛及双方身心状况，不能用一个数值来评判正常与否，只要过程能让双方满意即可。而且只要射出的精子质量正常，无论速度快慢，都还是能让女性成功怀孕的。

方法四：精液量少适当调节就好

精液量少可能与射精过度频繁有关。正常男性每次射出的精液量为2～8毫升，有些男人每天行房、自慰的次数太多，都可能导致排精时精液量变少、变稀。一天超过3次之后射出的精液量就会变少。

原则上，3～5天射一次能让精子的活动力及数量保持在不错的状态。另一种造成精液量少的原因则跟身体状态有关。有些男性在患慢性病（如糖尿病、高血压、强直性脊柱炎等）期间，以及洗肾患者，精液的制造量都会变少。再者，精液量少与年龄也有关，男性超过50岁之后，精液的制造量会变少。

如果新婚夫妇在蜜月阶段性生活比较频繁，开始时射出的精液量较多，可到后来越来越少，不必过于担心。因为人体产生精子、精液的能力很强，一般射精后1～2天即可补足。但射精过频，就可能会出现后备不足的局面。这种情况造成的精液过少当然不是疾病，只要延长排精间隔时间就会不治而愈。类似情况在频繁手淫、遗精时也会出现。

药物治疗、饮食、生活习惯亦会影响精液量。抽烟、喝酒、熬夜都会导致精液量变少。戒烟戒酒，多补充海鲜类食物或葱、姜、蒜，摄取适量的胆固醇，都会刺激精液量变多。胆固醇在体内会转换成激素，可适当补充，但也要注意不能吃太多胆固醇，以免影响心血管健康。

方法五：注意清洁，远离生殖系统感染

精子质量不好、数量少的原因除了常见的作息不正常之外，感染也是原因之一。男性会阴部包括阴茎、尿道外口、包皮、阴囊、腹股沟和肛门周围，该区域受大小便影响，易发生污染和病原体感染。首先，包茎和包皮长者常因局部"藏污纳垢"，而发生滴虫（如阴道毛滴虫）和病毒（如人类乳突状病毒）等感染。其次，男子龟头及包皮感染、炎症反复发作，会使包皮瘢痕化，发生尿道外口狭窄、尿液残留和阴茎癌。

每毫升精液中有超过100万个白细胞就是感染的征兆。临床上看到的精子数量不足、活动力不够，常跟感染有关。目前，病菌感染的情况越来越多，这与性行为开放、多样化（如口交、肛交的采用），或多重性伴侣不无关系。

预防的方式就是尽量进行安全的性行为，且进行性行为前要做好清洁，先将性器官洗干净。性行为方式不要太过复杂化，否则易感染细菌而导致不孕。一旦发生感染，如排尿时会有灼热感、尿频严重或分泌黏液，最好立刻就医，以抗生素治疗，避免生殖系统感染而产生的不育问题。

男性应该重视生殖器官卫生，清洁卫生工作做得不够容易导致炎症。尤其是包皮过长者，要经常清除包皮垢，否则不但对自己有害，而且有可能把这些不洁物质和微生物传播给性伴侣。不过，也要注意不要清洁过度，因为清洁过度容易破坏自身的防御系统，使细菌更容易进入体内。

第三章

求子花招多，
有用的有几个

　　如果不是生殖器官有先天性的问题或出了毛病，那么还有什么原因可能阻碍怀孕呢？其实有些努力无果的状况，都是因为没有用对方法。民间有不少似是而非的观念或生活建议，看似有助孕效果，实际上对怀孕的影响却有待商榷。此篇将列出一些常见的观念，以讨论其真伪。

求子路坎坷皆因使怪招

有些人用尽各种方法努力造人，结果却迟迟没有"好孕"消息。那些常听闻的助孕招数到底是招招必中，还是虚晃一招呢？

特定姿势较易受孕？

虽然任何一种性爱姿势都可能怀孕，不过对于"有业绩压力"的夫妻来说，任何一种能提高受孕率的姿势，都是值得一试的。

网络上多建议夫妻采用最传统的男上女下体位，并搭配枕头垫高骨盆，以增加受孕机会。一些临床医生认为，女方性交后在床上待半小时，最好是仰卧，并在骨盆位置下垫一只枕头，会进一步提高受孕率。

理论上，这样的做法会给精子更长的时间，让其在重力的作用下游动到输卵管。当然，需要提醒你的是，如果你有尿道感染，而医生也曾建议你性交后立即上洗手间排尿，那么上面提到的做法对你来说就不合适了。

子宫后位者想受孕，要趴着做才对。理论上讲，约70%的女性是子宫前位，所以也只有前位的女性，才会因躺卧姿势让精液集中、浸到子宫颈。还有约20%的女性为子宫后位，也就是子宫颈接近阴道前壁，若要子宫沉浸在精液中，应该要女性趴着做爱才对。

有很多人认为在性行为后，女性将臀部抬高，或双脚依靠墙壁呈现倒栽葱的姿势，能帮助受孕。事实上，倒栽葱或将下半身抬高的姿势有助于受孕是没有根据的。

持这种论点的理由，可能是以为采取某种女性后高前低的方式行房，精子会随重力而较为顺利地进入女性体内，进而帮助受孕，但科学研究表明，其差异性并不大。

在性行为后，精子在15～30分钟内就会从阴道游到输卵管，与所排出来的卵子相遇，其中的一只精子会钻进卵子中形成受精卵。女性子宫的形状各有不同，有约70%的女性有子宫前位的情况（即子宫的顶部较靠近肚子），约20%的女性是子宫后位，少数是子宫正中（既不前位也不后位）。但不管前位还是后位，姿势对于受孕的影响都不大。

而文献实验证实，做人工授精或是胚胎植入时，无论是趴着还是躺着，对成功率都没有影响，姿势不是受孕的重点。影响受孕的原因很多，受孕的成功率不会因为某种姿势而受影响，也就是说，不是非得用哪种姿势才可以。

女性先高潮较易受孕？

曾听闻在性行为时让女性先高潮再射精，较能受孕成功的事。但美国生殖医学会曾整合诸多研究资料指出，精液射出碰到子宫颈后，最快能在15分钟之内到达输卵管。若女性在行房时有达到高潮，因为子宫收缩的关系，子宫与输卵管的蠕动有利于将精子快速送到输卵管，但却不会因此而增加受孕率。女性高潮与否与受孕没有关联。科学上没有证据显示性爱时男女同时高潮或女性先高潮，会比较容易怀孕。

能否让女性受孕成功，关键点在于男性射精的时间是否刚好处于女性排卵期，这样，成功率才会比较高，而不是看是否有高潮。而高品质的性爱过程，应该是男女双方都达到满意、满足的程度，因为唯有如此，身心才能得到足够的放松。在没有压力的情况下行房，才是最容易受孕的方式。

不过，从性生理的角度看，首先，性高潮中子宫呈收缩状态，子宫内为正压，性高潮后子宫松弛，子宫内为负压，因而子宫会产生吸引作用，有利于精子的游入。其次，在性兴奋时，阴道的内三分之二段扩张、膨大，变成性交后的精液池，外三分之一段收缩，可减少精液外流，而且兴奋时子宫上提，消退期子宫下降，这也有利于精子流入子宫。再次，性兴奋时，阴道分泌碱性黏液，使平常呈酸性的阴道环境碱性增大，从而有利于精子的生存和活动（精液呈弱碱性）。

每天行房，造人不难？

不少人认为受孕率与性交频率有关，只要多努力，受孕率自然会提高。其实，两者的确有关系，但"勤于造人"不等同于"容易怀孕"，不少夫妻抱子心切每天行房，这样反而会使男性睾丸来不及供应足够数量的优良精子，精子数量、质量降低，影响受孕率。

适可而止才有好质量

有些人为了尽快生子，每天都行房，尤其是在蜜月期。

但美国生殖医学会指出，禁欲2～5天后的精子质量最佳，数量与活动力通常最好。另一份研究同样也发现，禁欲超过10天以上，精子的数量与形态会变得不好。

不过，也有一项大规模的研究显示，即使每天射精的男性，精子浓度与活动力也没有想象中那么差，反而大部分维持正常状态。研究还发现，如果每天射精的话，甚至还可以稍微增加精子的数目及活动力，但形态上并没有很大影响。

虽然每天做爱有那么一点好处，可以增加精子的数量及活动力，且根据生殖医学会所列举出的研究结果显示，每1～2天性爱一次可获得最高受孕机会，但夫妻双方还是根据自己的能力、家庭生活、工作状态来调整行房的时间及次数较好。因为从实际来考量，频繁的性行为对于想生小孩的人来说是很大的压力。性是一种乐趣，若变成负担，反而不利于受孕。

另外，频繁性爱也要注意疾病风险及反效果。如蜜月期常见的过度密集性行为，易使女性发生膀胱炎、阴道炎、子宫颈炎，而男性也会出现精液带血丝的情况，因为频繁的性行为可导致前列腺射精管微血管破掉，常会对男性造成很大的震撼，错以为自己要"精尽人亡"。另外，两人难分难舍，也会导致作息混乱，睡眠严重不足，容易因为免疫力下降而感冒，这也不利于受孕。

最适合怀孕的行房次数是"适可而止"，20～30岁的年轻夫妇可维持每周3次，30～40岁的夫妇则以每周2次为佳。

"好孕"加油站！

润滑剂能助精子游动？

有些女性会遇到分泌物不够、行房疼痛的问题，从而影响行房的兴致，尤其年龄越大的人越有此困扰。因此，很多人会用阴道润滑液。根据美国生殖医学会的报告，市面上的水性润滑液大多会降低精子的存活率，也会抑制精子活动力。一项体外实验研究指出，将润滑液与精子放在一起约 1 小时，将有 60% ~ 100% 的精子不会动。

虽然此实验是体外实验，在体内环境下不一定有绝对的影响，但美国生殖医学会仍建议不要使用润滑剂。如果使用的话，可考虑包含矿物油、芥花油（Canila oil），以及含有羟乙基纤维素（Hydroxyethyl cellulose）成分的润滑剂，这类是比较安全的。

研究人员发现，阴道润滑剂不但对精子有害，而且还有干扰子宫颈黏液的作用。正常情况下，阴道自身的酸性分泌物会杀死精子，但排卵前子宫颈黏液分泌的碱性物质则会保护精子。然而，人工阴道润滑剂会阻挡精子快速进入子宫颈黏液，所以精子在进入子宫前就会死在阴道的酸性环境中。

改善饮食有助于受孕？

饮食犹如身体机器的汽油，要供给身体能量才能使器官正常运作，但是多吃哪一类的食物或营养补充品，才会对受孕具有较好功效？网上流传想怀孕生子的人吃某类保健食品可以养卵，还流传卵巢功能不佳或早衰的妇女可吃肌醇（Inositol）、脱氢表雄酮（Dehydroepiandrosterone，DHEA）、白藜芦醇、辅酶Q10、紫河车、胎盘素……这些到底有没有效？

首先必须从均衡饮食着手，特别是维生素C、叶酸等营养素更不可少，这类营养对卵子、精子功能有极正面的帮助；而微量元素如锌、锰等也不能缺乏，尤其锌对精子的成熟相当有益。摄取足够的营养丰富的食物，如含丰富蛋白质的豆类、奶类、瘦肉等，可充分供应生殖细胞需要的原料，对受孕会有帮助。

紫河车、胎盘素

胎盘在中国传统医学中又名紫河车，原是供应胚胎长大的组织，相传具有很高的营养价值，具有美白、养颜的美容功效，想生育的人进食，能滋补阴虚，提升子宫、卵巢功能，易受孕。目前市场上也有人将其提炼出来，制成胎盘素，以注射的方式补充。

但疑虑有三，其一，市面上的胎盘素多提取自牛、羊、猪等哺乳动物的胎盘，针剂恐有病毒感染的风险。其二，注射后是否能帮助女性提升子宫、卵巢功能，尚待进一步研究。其三，胎盘素中有很多混合物，如雌激素、黄体酮、泌乳素、雄激素，且从牛、羊等动物的胎盘提炼的胎盘素是否对人体有激素方面的副作用，会不会引起过敏，都需要再进一步经过研究确认。

胎盘素是胎盘的萃取物（Placenta extract），主要成分有蛋白质、激素、卵磷脂等。虽然中医药理书上描述胎盘（又名紫河车）具有各种神奇的功效，而近代研究亦显示，长期使用胎盘素的确能够让肌肤更有光泽、肤质更为细致白皙、看起来更年轻，但据目前所知，胎盘素对人体的作用仍不够明确。而且胎盘素必须以动物母体的胎盘为制作原料，因此不但有安全方面的问题（可能因此感染肝炎、艾滋病、疯牛病，或产生过敏等副作用），也有道德方面的争议（女性堕胎出售胎盘来换取金钱），因此，胎盘素迄今仍未被医学界普遍推荐。

肌醇、DHEA、辅酶Q10、白藜芦醇

民间盛传补充肌醇、DHEA、辅酶Q10、白藜芦醇，可提升受孕率，这到底有没有功效？根据相关的文献显示，这些营养补充品有助于卵巢、卵泡的生长及排卵，特别是DHEA。有研究指出，如果连续服用DHEA营养品3~4个月，再进行试管取卵，取到的卵数较之前会增加一倍，因此DHEA就开始风行。肌醇、辅酶Q10也有类似的报告，并指出卵巢不好的人，吃了也会有帮助。白藜芦醇是多酚的一种，而且在多酚类中拥有最强的"抗氧化作用"。研究指出，白藜芦醇可增加血流的灌注及抗氧化性，清除血管中的自由基，减少卵巢滤泡因过度氧化而导致的质量下降。

辅酶Q10是细胞线粒体里面重要的辅酶，它的作用在于抗氧化、提供细胞能量。老化的卵巢细胞以及卵子，它们线粒体的抗氧化能力以及制造能量的能力都大不如前，因此卵子生长、受精，受精卵分裂、着床等方面都会出现问题，不孕、流产、胚胎畸形，都因此而产生。动物研究发现，补充辅酶Q10可以改善卵巢以及卵子的老化。高龄老鼠服用辅酶Q10之后，卵子数量增加，生下来的小鼠体重也较重。但是目前辅酶Q10还缺乏足够的人体研究。

关于这些保健品的价值，虽然陆续有医学文献报告，但都缺乏大规模研究。因此不能过度夸大保健食品的疗效，服用前最好先寻求专业医师的建议，不要自行购买，更不应多种保健品混着服用。

壮阳药物

有些广告宣称吃某些药物可提高性器官中的血液流量，帮助阴茎快速勃起。医学研究指出，吃太多壮阳药可能会导致心血管的不适，因为很多壮阳药是含有血管扩张剂的，在性交过程中，可能会导致心肌梗死或脑出血。更何况男性有无阳痿是需要经过专科医师详细的诊断后才能认定的，是否需要用药也须经过医生评估，不应自己乱用药。

海鲜类食物

人体需要各种微量元素的支持才能保持健康，而海鲜则含有丰富的微量元素。

> 海鲜类食物

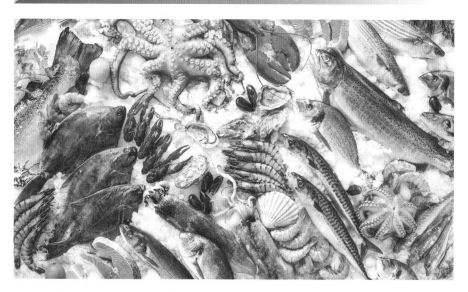

有些人虽然没吃药，但是也认为吃某类食物如海鲜类，可有壮阳的效果。像牡蛎、美国生蚝、虾、蟹等，确实含有较高雄性激素、胆固醇及锌，对男性生精或诱发性欲会有帮助，适度补充这类食物，亦能增加行房的欲望。

须注意的一点是，海鲜类食物含有较多的胆固醇，吃多了身体无法代谢，就会沉积在血管壁内，造成血管阻塞、狭窄。胆固醇吃多了，雄性激素也会过高，反而易造成不育。所以饮食最好均衡适量，其实一般食物中的胆固醇已经能帮助分泌足够的雄性激素了。美食可让人心情变好，若是在同房前来顿浪漫的晚餐，酝酿情绪，也能让同房更尽"性"。不过，切忌美食当前无节制，吃得太饱也会影响性生活的满意度。

另外，拿食物做联想、暗示也可促进"性"致。用食物来帮助性的联想，或是与伴侣吃一些宣称能壮阳的食物作为性暗示，也是另一种情趣的表现。

多吃素改变体质

民间流传一种说法是女生多吃素、男生多吃肉，较易受孕且怀男胎。其解释是女性吃素易使体质偏碱性，让带有Y染色体的精子存活。但西医观点认为这样的说法并不可靠，在医学上没有大规模的研究统计，这样的推论也没有科学根据。女性阴道基本上是呈现酸性的，若在高潮时分泌碱性物质，则较适合Y精子生存，但吃素并不能使阴道的分泌液从酸性变成碱性。而男性精液是碱性的，也不会因为吃肉较多，而从碱性变成酸性。阴道的酸性环境和精液的碱性性质，跟饮食没有绝对的关系。

蔬果

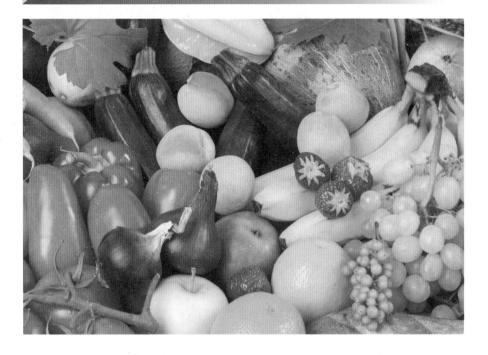

虽然坚持素食的都市女性不算很多，但很多人都会尽量少吃肉多吃青菜水果，以保持好身材。但人是杂食动物，既需要吃素，也需要动物蛋白，荤素搭配营养均衡最好，这一点在生孩子这件事情上也是成立的。若长期只吃素，但有注意均衡搭配的话，受孕条件并不会较差，但如果没有注意均衡营养搭配的话，则会降低受孕的可能性。

中草药

现在吃中药求"好孕"的妇女很多，她们大多是觉得不孕是因为身体虚而求助中医，或自行到中药店买当归、四物、人参等食材来熬煮进补。

临床研究发现，部分中药具有促进排卵的作用，与西药有类似的功效，可助卵巢卵泡发育，但不建议长期吃中药，可以3～6个月为限。另外，不慎服用劣质中药可能会造成卵巢长水泡、水瘤、肿瘤或造成卵巢提早衰竭。

目前中药没有完善的把关机制，很多中药材来路不明，或是保存不良，因此，一般人难以确认中药材是否为劣质品，是否含有过多硫化物，是否有重金属铅、汞等污染。因中药在熏制过程中必须使用硫，为了能长久保存，中药多半会被熏成棕色，可是熏得越黑代表硫化物越多，吃进太多硫会破坏生殖细胞，吃多了可能会有反效果。过多的硫化物会对卵巢、睾丸产生伤害，并可能导致不孕不育。建议若要进补，还是应找比较可靠合格的中医开方，不要自行购买。

中草药

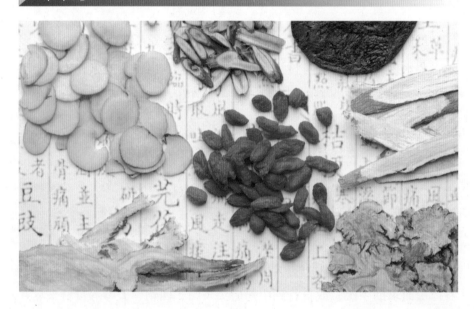

只要经期调顺就"好孕"不远？

女性月经周期的个体差异很大。从医学的角度讲，只要周期在24～35天之内，都算是规律的。但部分女性觉得一定要调整到28天才是规律的，她们会到妇产科请医生开调经药物（如调经片），但那些药物不外乎就是含有雌激素、黄体酮等成分的药物。

但是调经药并不适合长期使用，久了也会扰乱体内的内源性激素体系的运作，会造成卵巢功能受到抑制，无法排卵，从而造成不孕症。调经药物建议服用3～6个周期即可，之后要先停用1～3个周期，如此可帮助顺利排卵，让月经较有规律。最好不要吃一整年，因为长期服用反而会让子宫内膜变薄、经血量变少。

一名在互联网行业工作的32岁女主管，因为工作压力大、内分泌失调而得了卵巢囊肿，月经量越来越少，后来甚至一个月只来1天，每次月经来之前就会腰部酸痛，整个人精神状况很差。到医院检查后发现，她的黄体酮与雌激素水平都不正常。这位患者说："还没有来月经的时候就头痛、胸闷，然后从腰一直酸到腿，整个人就是没有办法坐在办公桌前工作。"

检查报告显示，她的雌激素、黄体酮比值是不正常的，经过调理以后，月经变规律了，也成功受孕了。

月经次数远低于正常值（正常为每年10～12次），俗称寡经症。寡精症一部分由性激素失调引起，另有部分是由于多囊卵巢综合征，无法规律排卵所造成的。此外，吸收过多毒物、化学染料、香烟，也容易导致卵巢功能下降或早衰。

如果担心是生理方面的疾病造成月经不规律，建议女性到医院做检查。最常见的检查方式有宫腔镜、血液激素检查等，或者搭配超声、电子计算机断层扫描（CT）、核磁共振检查，确认有无多囊卵巢综合征、卵巢肿瘤、子宫内膜息肉、肾上腺疾病等问题。医生会根据你的症状进行不同的治疗。寡经症虽然不一定要治疗，但是月经周期异常，往往是身体内部发出的警报，仍然不可忽视。因此建议大家平日养成记录月经周期的习惯，就医时可以提供给医生，再搭配相关检查，以掌握病因。

主动出击培养实力

要"好孕"，用对方法才最重要，也最关键。

别道听途说，也别误信偏方，这些只会延误最佳的怀孕时机。

对于每一对想顺利受孕的夫妻来说，及早处理有利于尽快找出无法受孕的原因，加上积极治疗，拥有自己最亲爱的宝贝就不是件困难的事了。

这里提供的是医学上有根据的方法，希望能给受孕难的夫妻们参考。

掌握女性生育窗助"好孕"

造人的关键是抓准女方最容易受孕的年龄及排卵期，兵力全部集中在那段时间作战，能收到良好的效果。如果在不对的时间行房，没有考虑策略作战，自然没有效率可言，只能导致战败这个唯一结果。

最佳受孕时期

要说最佳受孕时期，首先看年龄。适龄女性怀孕的年纪当然是越早越好。但因为现代女性求学期长，因工作而晚婚的人渐渐增加，大多耽误了当妈的黄金年龄。

现代人常等到30多岁才想结婚，但女性一旦超过30岁，男性超过40岁，生育力就会明显下降。因此，建议年轻男女尽可能早点结婚生子，如果因经济原因而晚婚，最好也能在结婚后前几年就怀孕，这样既能保障女性身体的快速恢复，也较不耽误后续的就职。

根据统计，在33岁之前进行试管婴儿成功率较高。过了35岁的女性，怀孕率每年以3％的速率下降，到38岁后就会陡降，43岁之后，女性即使做试管婴儿，活产率也只剩5％。因此如果可以在33岁之前怀孕，成功率会较高。

虽然医疗技术发达，但是年纪一大，再好的医疗技术也不见得能帮上忙。例如试管婴儿，在超过38岁的女性中其成功率就会明显下降，到40岁以后，大概只剩20％的成功率了。这就提醒现代男女，孕事要趁早，千万不要等到年纪大了再努力，否则不但受孕率下降，花了很多钱也未必能如愿，而且精卵质量变差，影响宝宝未来的成长。所以，想要孕育优秀的下一代，应从受孕前就开始计划。

▶ 排卵前3天"做功课"最易受孕

月经周期中最容易怀孕的时间段为受孕的最佳时机（亦即自然周期的生育窗），通常为排卵前3天。对于月经规律的女性，假设在月经来潮后的第14天排卵，往前3天就是从第11天开始到排卵日之前的这段时间。排卵的前两晚是最容易受孕的时段。但是这必须要月经周期比较规律的人才可能算得出来。一般在基础体温表上要连续测量3个周期后，才能比较准确地确定受孕时期。

排卵前阴道分泌物增加，并呈蛋清状，这也是辨识的一种技巧；基础体温的测量，也有助于了解自己的排卵日。一般而言，行房的次数也是影响受孕的因素。根据统计，每周行房1次，半年内的受孕率为17％，每周2次为46％，每周3次为83％。

根据美国生殖医学会的资料，有怀孕计划的夫妇，可以在生育窗时期行房，最容易受孕。如果算出排卵日是月经来潮后的第14天，那么可在排卵日的前3天连续行房3天（即第12、13、14天），当次周期的中奖机会将提高3％。如果无法每天行房，亦可在排卵日前6天，每隔一天（即第9天、第11天、第13天）各行房1次。

但这并不代表行房越频繁，受孕率越高，因为睾丸中精子的生成、成熟也需要时间，因此行房次数还是要"适可而止"。20～30岁的年轻夫妇可维持在每周3次，30～40岁的夫妇则以一周2次为佳。

这个方法无论是哪个年龄段的妇女都适用，但越高龄的妇女受孕率本就越低，尤其是超过35岁的女性。没有固定月经周期的女性要推算排卵日比较难，因此不建议用自然周期去找受孕窗，而应至妇产科以超声波来检查卵巢的排卵状况，另外可能还需要吃排卵药，让周期可以较为固定。

找出确定排卵日

另一个做法是准确找出自己的排卵日，在排卵日当天及前后一天可进行造人计划，亦可增加受孕机会。女性想要知道自己排卵日，最好借由以下4种方法综合判断，不要只单独依赖其中的一种方法：

1. **测量基础体温**：每天早上醒来后先不要起床，用显示到小数点后两位的电子体温计测量体温（口温）。排卵前的体温会下降，排卵后体温会升高，落差为0.3～0.5℃。体温下降的那日就是排卵日，后一天的体温会拉高。一般需测量3个周期左右，才能较准确地找出排卵日。

正常排卵的基础体温表会呈现双相性，亦即有明显的高温期和低温期，但是必须注意在排卵过后的黄体期（高温期），时间必须大于9天，太短可能是黄体期缺损甚至是没有排卵。单一月份的体温状况不足以确定排卵状况，因为正常女性也不是每个月都能正常排卵。医学上，建议量3个月的基础体温，若持续呈现单相低温或黄体期不足等现象，则须求助不孕症专科医生，进一步检查激素状况，找出不排卵的原因。

2. **分泌物改变**：排卵前一两天的阴道分泌物会变得比较清、不黏稠。子宫颈的黏液变清，性欲也会增加。有些女性还会出现一侧肚子闷痛的情况，有些女性则会对性事表现出较有兴趣的样子。

注意一下排卵前几天是否有透明分泌物（很像蛋清的物质）出现。如果有，那么你的激素分泌状况可能还不错。因为排卵时体内受到较高浓度的女性激素刺激，会分泌出透明、具有延展性的物质；激素分泌好，卵子质量自然也不差。简而言之，从分泌物即可粗略判别自己的健康状况。

3. **用排卵试纸**：在排卵前的一段短暂时间内，女性体内的黄体生成素（LH）会大量分泌，促使卵泡释放卵子进行排卵。排卵试剂／试纸的原理是检测尿液中的LH含量，检测LH的上升情况，以作为女性排卵的诊断参考。LH会大量产生以促使卵巢内成熟的卵子排出，当检测到LH上升时，此段时间最易受孕。

通常先以周期推算，在排卵日之前两三天可用排卵试纸来检测。如果是月经来潮后的第14天排卵，大概是从第11、12天开始使用排卵试纸。若试纸检测出阳性反应，表示女性身体的LH浓度升高，在未来的24小时内即将排卵，可在出现阳性反应当天及隔天各行房一次。

4. **检查卵泡大小**：虽然超声检查无法直接看到卵子，但卵泡大小与卵子的成熟度关系甚大。在自然周期中，一个成熟卵泡的直径为20～22毫米。若卵泡较小，则表示卵子的成熟度可能不够，从而不易受孕。超声检查亦可用来观察卵泡的个数，从而预测多胞胎妊娠的可能性。在出现成熟卵泡后的2～3天可再施行超声检查，若没有发现卵泡，则表示已排卵。

如果第14天排卵，第11、12天也可至医院妇产科或诊所，请医师用超声检查卵泡大小，根据卵泡的成长速度，来计算排卵时间。若加上抽血看卵泡雌激素的成熟度，将有助于更准确地推断排卵日。

如果卵泡的直径超过22毫米，就表示临近排卵，那时可请医生打破卵针，让卵泡在36小时内成熟，之后就会排卵，这样能较精准地预测排卵的时间点。

养好精、卵就是这么简单

如果就诊检查后发现男女身体并无任何器官的缺陷或运作上的问题，那么，只要提升女性的"卵实力"、增进男性的"精活力"即可成功怀孕，并不需要额外寻找求子秘方或神丹妙药。应加强运动，保证正常生活作息，同时避免负面影响（如烟酒、熬夜、使用多种药物等），怀孕是迟早的事。

提升女性"卵实力"

过去大部分人认为决定卵巢及卵子质量的因素主要为女性年龄，但新的研究结果显示，除了年龄以外，有许多因素共同决定了卵巢及卵子质量，包括环境因素、激素、饮食习惯、运动习惯等。

拥有健康的卵子是怀孕的基础，卵子质量直接影响着受精、着床、怀孕的成功率。虽然年龄仍会影响卵子质量，但研究表明，你可以积极地养护卵子，且可以通过饮食、运动及补充营养来改善卵子质量。

▶ 均衡饮食

关于饮食与怀孕的关系，在目前做过的研究当中，有足够的资料证实饮食的差异性，包括低脂、素食或含丰富维生素、具抗氧化功效的饮食，有助于提高生殖能力，但很少有证据显示饮食一定会增加受孕率或影响性别。

油炸食品、人造奶油或是其他加工食品中所含的反式脂肪，由于能干扰激素的分泌，会令女性怀孕率降低。此外，研究还发现，每天吃少量的全脂乳制品，如牛奶、冰淇淋和干酪也有助于女性怀孕。

一般而言，要确保豆类、肉类等含蛋白质丰富的食物的摄取量，蛋白质摄取量不够会影响卵泡的生产。可吃深海鱼类补充蛋白质，但是要注意少吃大型的鱼类，如金枪鱼、鲨鱼。因为大型鱼类处于食物链的上端，体内会累积较多的重金属，特别是汞，这样反而容易造成不孕症。

▶ 酌量补充营养品

叶酸、维生素C、维生素E都对卵泡的生长有帮助。叶酸是水溶性维生素，身体的每一个细胞要正常生长和发育都需要它。建议准备怀孕的女性，每天摄取至少400毫克的叶酸，因为叶酸可以降低胎儿畸形率（如神经管缺损的发生率），但叶酸的补充一天不要超过800毫克，以免有中毒的可能。深绿色的蔬菜、橘子、豆类和坚果都富含叶酸。叶酸易溶于水，因此烹饪这些蔬菜时必须保留少许水分以保持其鲜味。

身体内缺乏B族维生素，尤其是维生素B_{12}很容易造成贫血，因此一定要特别注意，尤其是食素女性。维生素B_{12}主要存在于动物性食物中，植物性食物中几乎没有，因此素食者较易贫血。

此外，前述的肌醇、DHEA、辅酶Q10、白藜芦醇等营养补充品，可在医生建议下酌量补充。

▶ 适度规律的运动

规律的运动有助于身体的血液循环，益于活化盆腔、子宫、卵巢的机能。女性的生殖系统位于盆腔中，盆腔在身体与下肢的交会区域，如果女性不运动，或因工作关系长久站立或坐着不动，易导致血液一直淤积在盆腔中。血液不流动时，无法供应卵巢、子宫组织细胞充足的养分，也无法带离废物，易堆积自由基或代谢废物如二氧化碳、胺、肌酸等，长期如此会造成卵巢机能不良或早衰。子宫如果血液循环不好，得不到足够的氧气，也会变得比较小、比较硬，使胚胎不易着床，即使着床成功，胚胎也容易发生早期流产。

要改善女性盆腔血液循环，无特别方法，最重要的就是养成固定的运动习惯，如骑自行车、跳舞、瑜伽、韵律操、跑步、快走、游泳，都是相当不错的运动。运动原则是不要过量、不要受伤、不要过度。运动的强度最好是在运动过程中能正常呼气吸气即可，极限或重力训练较不适合。只要达到能流汗、心跳超过一百的运动强度就够了，每天维持30～60分钟，时间无需太久。

波士顿大学的研究者选取了3500名年龄在18～40岁之间、正常同房1年以上都没有怀孕的已婚女士，让她们每周抽出固定的时间做适量的运动，在此过程中，70%的妇女怀孕了。这不难发现，适量的活动，比如骑自行车、散步、游玩等，能成功提高女性受孕的概率。

适度运动对于生育能力的影响是非常重要的，但每周高于5小时的频繁运动反而会使怀孕的可能性降低32%，过度的运动对于女性的生育力是没有好处的。

❯ BMI维持在18～24之间

一般胖或瘦可用身体质量指数（BMI）来衡量。其计算公式是体重（千克）除以身高（米）的平方。根据统计，BMI大于24的女性不易怀孕，其受孕率比低于24的人降低了60%多；BMI小于18者，受孕率将会比正常体重者降低80%。

体重也是影响受孕的重要因素，过多的脂肪会导致身体胰岛素抗性升高，造成排卵异常。体重过重的女性，患多囊卵巢综合征的概率为30%。可以先计算一下你的BMI，看看体重是否过重，建议将BMI维持在18～24之间。

体内的雌激素来源于卵巢及脂肪细胞。如果女性过度肥胖，导致脂肪细胞雌激素分泌太多，再加上卵巢所分泌的，会使女性身体中的雌激素过多，抑制下丘脑的脑垂体分泌促进排卵的促卵泡激素，导致无法排卵，月经混乱不规律，易引起不孕症。肥胖女性容易产生的病症包括多囊卵巢综合征、子宫肌腺症及子宫内膜增生。也有女性是因为先有多囊卵巢综合征才肥胖的，其细胞代谢率变慢，胰岛素抗性增加，血糖升高，慢性糖尿病发病机会增加，易造成子宫内膜增生或其他妇科疾病，如肿瘤、肌瘤、卵巢癌等问题。由过度肥胖导致月经不规律的不孕女性，一定要减重。

女性太瘦也会影响受孕率。因雌激素分泌不足，身体得不到足够的雌激素，容易出现无经症，常见于马拉松选手、过瘦的女性，或过度减肥的神经性厌食症患者。古希腊以维纳斯代表生育象征，女性就是要有像维纳斯一般的身材，没有马甲线反而较易受孕。

求"好孕"先养成好习惯

日常作息正常对怀孕也很重要，首先做到作息规律、睡眠充足，每天睡足6小时以上。尽量不熬夜、避烟酒，因为熬夜会干扰性激素，导致泌乳素偏高、月经不规律，不易受孕。远离压力源，懂得适度调节身心、缓解压力，可帮助提升卵巢的排卵能力。

❯ 戒烟

抽烟已经被证实会降低怀孕率，且影响很大。抽烟会产生尼古丁、一氧化碳及自由基，破坏卵巢的生育能力，易引起卵巢早衰，而使停经提早3~5年。抽烟也会改变输卵管蠕动及其黏液性质，容易造成输卵管阻塞，让精子和卵子无法结合。吸二手烟也会使生殖力受到损害。所以想要怀孕的女性得尽量远离烟味很重的男人。

女性抽烟对卵巢的伤害是不可逆的，最近的两个案例：27岁女性抽了几年的烟，现在停经了；烟龄10年的25岁女性，从中学开始抽烟，目前已停经。她们不仅不再排卵、被诊断为不孕症，还不约而同地出现了失眠、身体躁热，心悸、潮红等更年期症状。值得注意的是，这类患者也容易产生骨质疏松的问题。

❯ 减酒精

研究指出每天喝2杯以上的酒，受孕率会降低60%。一杯葡萄酒的酒精约占10%，一杯100毫升的葡萄酒大约含有10克酒精，每天摄入20克以上酒精的女性较不易受孕。若是酒精含量较低的啤酒喝到800毫升以上，容易不孕。若想喝酒最好酌量，一天不要超过100毫升。

❯ 少咖啡

研究显示，每天摄入超过250毫克的咖啡因，怀孕率将下降45%；怀孕时每天摄入超过200毫克的咖啡，也会增加流产风险。虽然没有证据显示喝咖啡会造成先天性胎儿畸形，但怀孕时最好不要喝太多，可以喝无咖啡因的咖啡，以减少咖啡因的摄取。

关于咖啡因对怀孕的影响，医学报告显示，只要适度饮用，并无大碍。但由于咖啡因具有成瘾性，又会刺激中枢神经系统，多喝实在无益。咖啡因会影响母体的分泌物，如果喝得过量，会造成妈妈身上的腺体出现分泌物，特别是在腋下、胯下等处，较易造成感染。

无环境毒素与溶剂

环境毒素及溶剂如干洗剂、清洁剂、印刷品的激光碳粉、挥发性物质、重金属、装修时的挥发性甲醛、农药、塑化剂，甚至指甲油及修正液中的芳香烃溶剂等，都已证实会使生育能力降低40%～50%。有些人因为职业的关系，从事干洗业、印刷业、农耕业、装修业、美容美甲业等，较容易碰到铅汞、芳香烃、染料、挥发性气体及自由基等毒素，会出现"孕气"较差的可能。

环境里充满了不利于生育的有毒物质，令人不安心，这也可能是近年来女性卵巢机能急速下降的原因之一。所以应尽量远离可能含有毒素的环境，吃原味食物，少吃加工食品，以减少摄入毒素的机会。

在日常生活中有可能遇到的有毒化学物质有铅、汞、砷、苯等，都会危害生殖细胞。房屋装修选择的材料一定要绿色环保；装修后，还要对房屋内空气做质量监测。室内空气质量如果不合格，最好不要入住，以免影响受孕。

注意药物使用

安眠药、抗抑郁剂等作用于中枢神经的药，会升高身体泌乳素水平，从而抑制排卵。另外，像减肥药也可能会造成月经紊乱影响排卵。有些癌症患者使用的防复发化疗药物，亦会抑制排卵或导致不排卵，从而影响生育功能。自身免疫类药物，如类固醇、细胞毒性药物等都会影响受孕。而一些禁药更不用说，如氯胺酮、安非他命、大麻、海洛因等，吸食这些毒品后，不孕率甚至高达70%。

有些女性会服用中药来调理身体，不过，目前中药没有完善的把关机制，因此，难以确认中药材是否为劣质品，是否含有硫化物。为了让中药能长久保存，多半会将其熏成棕色，可是熏得越黑代表硫化物越多，吃进过多的硫化物恐造成不孕症。此外，中药也可能被铅、汞等重金属污染，因此要找合格的中医院开方，不要自行购买。

▶ 定期做卵巢检查

随着年龄的增长，女性生育能力会逐渐下降，这主要跟卵巢功能老化有关。可每6个月定期去医院做超声检查或抽血检测卵巢功能，及早发现卵巢功能问题，及早处理。

影响排卵的原因不少，卵巢与生殖内分泌异常都可能会导致排卵不顺。以卵巢问题来说，当女性患有多囊卵巢综合征时，会出现月经周期异常或经血过少，导致排卵不畅；另外，像卵巢肿瘤、卵巢早衰等疾病，也会影响正常排卵功能，甚至会导致无法排卵。

此外，当女性出现泌乳素、雄性激素过高等生殖内分泌异常问题时，也会导致排卵障碍，造成不易受孕。

改善男性精子活力

美国疾病控制与预防中心认为，任何的不良习惯，都会加速精子老化，增加胎儿基因不良率，会影响孩子的健康，因此调整生活习惯，对男女双方都是必要的准备工作。精子的制造周期平均为64～68天，要让精子活动力变好，大概要2～3个月之后，才可看出努力的结果。

1. **多运动**：史前一万年的男性习惯以狩猎为生，没有交通工具。他们每天外出跑来跑去，必须在森林中打猎，精子活动力就很好，血液循环通畅，生精能力强。所以运动是增加精子质量和数量的最佳方式。不过，应避免激烈运动，让睾丸温度保持低于常温0.5℃以上，有助于增加精子的制造量。

2. **不抽烟喝酒**：烟草中的尼古丁会降低睾丸生精能力，香烟产生的一氧化碳会导致血管收缩，有毒的物质在血管里会使生精能力降低，使精子质量变差，甚至造成阳痿，所以要怀孕就应尽量不抽烟、不喝酒。

3. **减药物**：药物如安眠药、化疗药物、类固醇药物、大麻、镇静剂、抗高血压药、抗抑郁药、治疗痛风的药物等均对生殖功能有不良影响，都会导致睾丸的生精能力降低，使女性不容易受孕。

有些年轻人对避孕方式一知半解，有男性甚至会吃避孕药。男性吃避孕药不仅无法有效避孕，还会让精子的制造量减少，活动力下降。更严重的是，避孕药还会使男性乳房变大、全身水肿，甚至产生幻觉、不易入睡。

4. **避高温**：不要使睾丸附近的温度上升。不要穿太紧身的三角裤、紧身裤，不要长时间泡温泉，避免让睾丸长时间暴露在过热的环境中，使精子畸形。厨师、长途卡车的司机等特殊职业人群，也会因为长期缺乏活动，使下体温度升高或下肢血液循环不好，影响精子质量。对于在工作中必须久坐的男性，久坐让腹股沟长时间高温，对睾丸也是一种伤害，应尽量间隔30～60分钟站起身走动，活络下肢血液循环。

5. **补充营养**：在受孕前的准备阶段，夫妻双方应注意加强营养，多吃一些富含蛋白质和维生素的食物，这样可以使生殖细胞发育良好。鱼肉富含微量元素（如锌、锰、铁等），有助于提升生精功能。另外，有研究指出，维生素C、维生素E、辅酶Q10、叶酸、精氨酸、谷胱甘肽、硒等能增加睾丸的血流量，促进生精功能，提升精液的质与量。以上营养可在询问专科医生后再适当补充。

第四章

那些关乎
怀孕的事儿

　　我从事不孕症治疗已15年，常被人问成功受孕的方法，也有很多人想进一步了解辅助生殖技术。除了前面几章详述的部分之外，我将人们常询问的问题，一并归纳整理在这一章里，供读者们参考。

Q & A 关于怀孕的36个疑问

Q1

子宫内膜变薄会影响受孕率吗?

A 子宫内膜变薄会使经血量变少,经期大概会两三天就结束。子宫内膜变薄是因为女性体内激素(如雌激素、黄体酮)的分泌量不足,常由卵巢功能不佳或排卵不规律、卵巢早衰所致,也可能是因为做过刮宫术,导致子宫腔粘连,使经血量变少。

子宫内膜就像稻田中的稻谷,女性激素就像水,女性激素少,稻谷量就绝不会多。想让内膜变厚,就要把恢复排卵功能作为头等大事。在治疗上倾向让卵巢恢复排卵机能,可在服用排卵辅助药物的同时服用保健食品,如DHEA、肌醇、叶酸、维生素C或维生素E,提升卵巢机能,让子宫内膜变厚,延缓早衰。

Q2

经常使用指甲油会影响受孕率吗?

A 因为指甲油常含有芳香烃溶剂,此种物质的化学结构与女性体内激素结构类似,具有挥发性,可经由鼻子再通过血液循环进入卵巢,使卵巢机能失常。此外，芳香烃溶剂还会作用于脑垂体、下丘脑，使生殖内分泌系统发生紊乱。如果接触频率过高，如每两三天就涂一次，或本身是美甲工作者，发生不孕的概率就会比较高。因此，想怀孕的女性最好不要频繁使用指甲油，建议一个月不要多于1次。

而且，市场上的指甲油很多是化学成分不合格的劣质产品，越便宜的指甲油有害成分越多。指甲油的成分基本上以硝化纤维素为主，配上丙酮、醋酸乙酯、乳酸乙酯、邻苯二甲酸酯类等化学溶剂制成。长期使用会危害身体健康，有可能造成不孕；而指甲油的有些成分会挥发，吸入体内可能造成孕妇流产；孕期涂指甲油可能会导致胎儿畸形；若是哺乳期妈妈涂了指甲油，孩子长大后患不孕症或者阳痿的概率也会增加。

指甲油中的邻苯二甲酸酯类是塑化剂的一种，用来增加指甲油的延展性，它的分子结构类似动物体内的激素，会经由皮肤吸收、食入、吸入等方式进入人体，长期累积下来会影响生殖、神经系统，造成胎儿畸形、癌症等问题。因此，女性朋友要减少涂指甲油的频率，尽量不要购买廉价的指甲油。

Q3

染发会使"孕气"变差？

A 各种化妆和染发用品都是十分复杂的化学制剂，特别是烫发药水或染发药水，还可能经皮肤吸收后进入血液循环，对卵子产生不良影响，影响怀孕。

医学研究显示，化学染发剂易造成膀胱癌。因此，为了减少可能的风险，建议计划怀孕者不要过度染发，也不要染得太过频繁。要染发最好采取挑染，不要全头染，且间隔3个月以上染一次即可。

所以化妆、美甲、染发、烫发等和美丽息息相关的活动，在准备怀孕时都应有所控制或者完全杜绝。

Q4
男人常骑车容易杀精？

A适度骑单车虽有益健康，但仍须注意休息及避免坐垫过硬、过窄，应选择宽型的软坐垫，保持下体血管畅通。而且骑车时间不要太长，以免因压迫伤害生殖器官。

自行车选手因为车座窄，长期坐着会伤及精子的活动力。男性骑车最好不要选硬尖的座垫，因为骑车时睾丸包得较紧，摩擦坐垫又会增加局部的温度，长期骑车恐影响睾丸生精能力，降低精子活动力。尤其夏天气候较炎热，骑自行车虽然看起来很有男人味，但是要切记，精子难在高温的环境中制造。热爱骑车的男性，建议选用中间有洞的坐垫，可通风、散热，减少对精子活力的伤害。建议每次骑车不要连续超过两小时，每隔一段时间可休息一下，让睾丸局部降温。

临床上曾遇到一位男性患者一天内从一个城市骑到另一城市，结果3天都"没反应"，最后因勃起功能障碍就医，所幸一周后终于重振雄风。

Q5 ....

腮腺炎会导致男性不育？

A 腮腺炎是一种急性呼吸道传染病，主要侵犯5～15岁儿童。流行性腮腺炎病毒不仅侵犯腮腺，而且也特别喜欢侵犯脑膜、睾丸。腮腺炎若发生在青春期，因此时正值睾丸发育阶段，容易导致睾丸发生炎症、纤维化，无法生精。根据统计，青少年得腮腺炎，约有30%的概率会导致睾丸发生炎症、纤维化而无法生精，从而不育。成年之后得腮腺炎，因睾丸已发育成熟，其影响较小，但还是有可能造成寡精症或无精症。

腮腺炎病毒攻击睾丸，导致睾丸肿胀疼痛，但10天左右后睾丸消肿而愈，此时患者以为痊愈，但实际上腮腺炎病毒对睾丸组织已经造成损伤了。

腮腺炎病毒的一个特点是不仅对腮腺有作用，而且还常作用于神经组织、胰腺，特别容易侵犯睾丸。合并睾丸炎者可占腮腺炎患者的20%～25%。其中有65%为单侧患病，35%为双侧患病。发病时间持续3～5天，重者可达两周。发生在青春期前后的睾丸炎可导致睾丸曲细精管上皮细胞和间质细胞受到病毒的不可逆损伤，严重时还有可能造成睾丸萎缩。此外，成年男子的双侧腮腺炎合并睾丸炎还可以引起性腺功能低下，有时还会引起精子数目严重减少甚至无精症，可低于500万只／毫升。

Q6 ....
手机贴身带会让精子游不动?

A 男性常将手机放在裤子的口袋,而前面的口袋靠近阴部(即生殖器部位),因为手机有电磁波,特别是接收及发射信号时,可能会对睾丸、副睾有影响,但实际的影响目前尚不明确。也曾有研究指出,将笔记本电脑放大腿上打字,电脑的热源也会对睾丸生精能力造成伤害,但目前无足够证据显示会伤害精子。不过,为了减少可能的风险,建议手机或笔记本电脑等电子产品尽量远离阴部或胯下等位置。

手机若常挂在人体的腰部或腹部旁,其收发信号时产生的电磁波将辐射到人体内的精子或卵子,这可能会影响使用者的生育机能。人类的精子、卵子长时间受到手机电磁波辐射,其发育还会受到伤害。

研究人员发现,手机发出的射频电磁波(RF-EMW)对人类精子会产生不良的影响。通过对受RF-EMW手机辐射影响的精液样本和不受RF-EMW影响的精液样本的分析发现,暴露于RF-EMW的精液样本精子活动力和生存力明显降低。因此,研究人员推测,如果男性将裤袋中的手机保持在通话模式可能会对精子产生不利的影响,并损伤男性生育能力。

Q7 ....
不孕症患者求子路上应征询多方意见?

A 不孕症治疗须找专业的医生寻求帮助,虽然目前网络信息流通相当快速,各种治疗不孕不育的信息很多,但是真假不能确定,其中不乏人为刻意操作,可能影响正规医疗。如果在某家医院进行人工授精或试管婴儿疗程，应让同一位医生至少进行2～3次，若没有成功再考虑换一位医生。不要一次治疗失败就换一位医生，这样医生很难在治疗中找出你的不孕症结，会让治疗功亏一篑。

因为人工授精的平均成功率为15%～20%，低于30%，亦即可能3～4次才会有一次成功；而试管婴儿成功率则为40%，也就是可能2～3次才会有一次成功。即使换医生重新检查及治疗，成功率也是差距不大。但在临床上，同一医生第一次失败后，在第二次经由调整战略后，可较为有效地提升怀孕的成功率。更换医生可能增加焦虑，对患者未必是好事。

医学是一门科学，科学的内涵应该包括：分类、量化、可检测、可重复。针对不孕症的治疗也应该顺从科学规律，对不孕症进行分类，明确诊断，然后对症治疗。只有在临床实践中被反复证实有效的治疗方法，才能说是科学的治疗方法。

1. **要求医生确诊**：因为"不孕症"不是一个疾病的名称，而是由多种疾病引起的共同临床表现，如果你的医生不能确诊，只是抱着"试着治，不行再换方法"的态度来为你治疗，那他多半对治疗你的病没有任何帮助。我们知道"诊断不明，用药不灵"，因此你可以要求你的医生最终给你的疾病做一个明确的诊断。

2. **拒绝过度服务**：有些医院会先给你开一堆检查报告，百般诱导你买药，并且禁止患者之间交流。这时你应冷静对待，在没有明确诊断、搞清病因的前提下，不要接受所谓的治疗。

3. **要求知情选择**：针对每一种病因，一般都有几种治疗方案可供选择。患者可要求医生提供所有可行的治疗方案，以便选择最有效的治疗方案。

Q8
人工流产易引发不孕不育？

A人工流产须以器械刮除着床在子宫内膜上的胚胎组织，若操作不慎恐引起子宫腔炎症，易导致子宫腔粘连，让之后的胚胎无法着床。有研究表明，进行1次人工流产之后，不孕的概率增加10%～15%，连续2次会增加20%～30%，连续3次会提升至50%。特别是年轻女性，常因为怕被父母知道而选择去非法或无执照的诊所进行，如果医疗器械消毒不充分，更容易引发子宫腔炎症。若迫不得已必须进行人工流产，最好还是找正规医院做。医生会根据周数判断是一定要手术，还是采取药物流产，以降低对子宫腔的危害。

多次流产或人工流产，容易造成盆腔感染及子宫腔粘连、炎症等问题，使胚胎着床受到阻碍。另外，人工流产对女性的身体影响巨大，如果暂时不想怀孕生子，一定要做好避孕措施。

Q9
多运动一定可降低不孕概率？

A运动最好以一天30分钟至1小时的温和运动为宜。过度激烈运动、重力训练或长时间运动，反而会造成反效果。从事激烈运动的年轻女性，经常会出现月经不顺或月经异常的情形。女性马拉松选手便常常出现月经不规律或无月经现象。

曾有人调查过从事激烈运动的大学体育系的女生，结果发现很多人有月经异常或无排卵的现象。有月经异常的女性，其下丘脑的激素分泌降低，容易引起较轻微的排卵障碍。不过，只要中止运动，就能够恢复正常。如果对这种轻微的排卵障碍长期放任不管，有可能会恶化成严重的排卵障碍，所以，平常就要量基础体温，定期检查卵巢的激素状态等。

不论男性还是女性，身体各项功能正常是孕育一个宝宝的前提。而想要强健的体魄，就必须坚持体育锻炼，强身壮体，增强免疫力，还能在运动中放松疲惫和焦虑的心情。孕前锻炼的时间每天不应少于15分钟，且最好在清晨进行。推荐锻炼的项目有慢跑、散步、健美操、打拳、登山、郊游等，不建议长时间进行骑车活动。

健康阳光的运动男，当然可以期待他的精子质量与他的皮肤、心脏和肌肉一样优秀，但是，运动绝不是越多越好。有研究显示，过度运动的男性身体会释放更多的类固醇激素，而这可能影响生殖能力。

Q10 ....
因减肥而使月经停止就会造成不孕？

A BMI值为体重（千克）除以身高（米）的平方。女性BMI值在18～24之间为正常范围，也是最适合怀孕的比例。

体型的确也会大大影响女性的受孕率，很多女性一直被过于纤细的体型困扰着。过瘦可有两类，一是代谢能力太好所以身体总是瘦瘦的，二是肠胃机能不佳所以总吸收不了吃进去的营养。后者因为身体器官机能不佳连带影响受孕率，所以比较难治疗。女性体态纤瘦但不常有病痛的表示身体的机能还算不错，所以比起肥胖的女性，除非有内分泌的问题，否则过瘦体型女性的不孕问题通常较小。

门诊中遇到的求"好孕"的女性患者以肥胖者居多，而肥胖又可以分实胖和虚胖两种。发胖但只要稍微控制体重或是多运动就能瘦回来的属于实胖，表示身体的代谢功能还不错；但如果采取了饮食节制、增加运动量等措施后体重依然没有变动，表示身体的代谢能力较差，属于虚胖体质。肥胖时常关系着内分泌问题，所以医生一方面会替女性调理身体状况，另一方面会依据体质给予合适的建议让她们逐渐瘦下来，问题改善后通常"好孕"就会自然而然来报到了！

肥胖或消瘦都是月经异常的原因。肥胖持续进行时，体脂肪增加，调节血糖的胰岛素抗性提高，从而引起月经异常。脂肪细胞具有制造激素的作用。当脂肪细胞增加时，卵泡的代谢产物雌激素也会上升。胰岛素上升时，在卵巢的一种雄性激素也会增加。

这些激素异常会使脑垂体分泌的黄体生成素分泌亢进，引起月经不调。在这种激素异常的情况下，即使月经恢复正常，也会阻碍卵子发育和成熟，引发不孕。

此外，还有一种肥胖症是由于饮食中枢障碍而导致饮食过度，引起肥胖，称为中枢性肥胖。这时与普通的肥胖（单纯性肥胖）一样，黄体生成素会亢进。

肥胖引起的高胰岛素状态，不只会造成月经异常，同时也会成为高血脂症等病症的原因。因此在健康管理上，要妥善地进行体重管理。但值得一提的是，骤然减肥反而会引起月经不调，所以女性应该循序渐进地减肥。

另一方面，消瘦所引起的月经异常过程和肥胖是不同的。太瘦时，体重骤然减少，因而形成压力，由脑垂体分泌的黄体生成素、促卵泡激素的生成降低，就会引起严重的月经异常或无月经。伴随减肥的月经异常，与单纯的消瘦造成的月经异常也是不同的。其理由就是减肥所造成的压力，会刺激脑垂体分泌生物体防御激素等一连串的激素。简单来说，减少热量或营养素的摄取，会使大脑认定身体出现了危及生命的状况。为了保护身体的正常运作，大脑会分泌忍耐饥饿的激素，除了抑制食欲，同时也会降低触发排卵所需的激素。换言之，以维持生命为第一要务，种族的保存等与维持生命无关的功能就会被抑制。因此并非是减肥本身，而是减肥所引起的压力造成月经异常，所以瘦身一定要慢慢让体重减轻，不能因求速而采取太激烈的手段。刻意瘦身致使无月经者，约半数的人都无法恢复经期，后来月经有恢复者算是幸运的，仍有怀孕的机会。

Q11 ....
以前曾服用避孕药会导致不孕？

A 服用避孕药不会引起不孕症，但是服用避孕药之后，会暂时出现月经不调的现象。在月经还不稳定的年轻时期，即使未使用避孕药，也可能会发生月经异常。如果在服用避孕药之后，并没有出现月经异常等问题，应该不至于影响生殖功能。如果在停止服用避孕药之后的一段时间（超过3个月），一直无法自然怀孕，应该至门诊做进一步的检查，以明确不孕原因。

但是紧急避孕药的成分是高剂量的女性激素加上黄体酮，或单一的高剂量黄体酮，可抑制卵巢排卵，减少精子、卵子的结合，同时改变子宫内膜，使受精卵无法着床。但因女性激素含量高，服用后易恶心、呕吐，且性行为后72小时内虽有避孕效果，但效果随时间递减，第3天服用的避孕成功率仅58%，若长期使用，更会造成月经紊乱，提高不孕率，并且副作用很大。

早期的避孕药因为剂量大，吃久了有导致不孕的可能性，但现在使用的都是低剂量的避孕药，这样的情况比较不易发生。但未婚及未怀孕过的妇女要注意，放置子宫内避孕器如果时间过久，很容易造成盆腔感染、粘连或者输卵管阻塞、粘连，如此可能会有不易受孕的后遗症。

Q12
检查不孕，可否先检查女方，如果没问题，再检查男方？

A根据统计发现，不孕症原因中，有35%为男性不育，40%是女性不孕，10%~20%是男女双方皆有问题，剩下的10%才是不明原因的不孕不育。可见男性不育因素并不少见。

不孕症的检查，其实男女双方都要检查，并非自己觉得身体没有问题，就一定是没有问题。检查的安排，最好是男女双方同时进行，因为男女都有可能不孕。且男女双方同时检查的话，对于女方也是一种心理上的支持。即使有过生育经历，也并不代表今后就一定能生育，因此仍建议再检查一次。

Q13 ....
是不是有月经就一定会排卵？

A在正常的生理状态下，有排卵且没有受孕，一定会有月经。但是在没有排卵的状况下，子宫内膜也会因不排卵的卵泡分泌少量雌激素持续刺激而增生，使子宫内膜不稳定而产生剥落、出血，感觉就像月经一样。由于每一次子宫内膜剥落的区域不同，因此出血的时间通常会超过7天。这种情形其实并不是真的月经，正确的说法应是无排卵性月经，属于子宫的不正常出血。因此每个月都有规律的出血，并不代表一定有排卵。

正常生理周期下，妇女每月排卵。如果没有受精怀孕，子宫内膜就会崩解，形成月经来潮。但是这只告诉我们有排卵就会有正常的月经，反之不然，每月有月经，不一定表示当月有排卵。

有的女性由于下丘脑发育不成熟，或下丘脑周期中枢成熟延迟，使下丘脑—脑垂体—卵巢轴三者之间的调节不完善，当过度紧张或劳累，或由于慢性疾病等干扰月经的正常调节关系时，可能出现卵巢并不排卵，子宫却出血的现象，即无排卵性月经。此外，不排卵常见于更年期或停经前女性。她们由于卵巢功能衰退，卵泡不能发育成熟，直至耗竭，此时，卵巢不再行使排卵功能。

无排卵的月经，表现形式不一，较常见的是不规则的阴道出血，也就是说出血的间隔时间、持续天数和多少均毫无规律。有时两次月经可间隔数月，称为稀发月经；有时却隔几天就流血一次。一般而言，间隔少于21天的月经，常为无排卵月经。可能每次流血短则几天，长则数月；血量少则点滴出血，多则量大且来势急剧，后者常因出血量太多引起头晕、无力等贫血症状。

为什么不排卵也能来月经呢？原来，卵巢表面的卵泡成熟后不破裂，成熟的卵子就不能排出，而卵巢照样能分泌雌激素。因此，子宫内膜在这些雌激素的作用下，仍然周期性地起着变化，表现出来的就是规律的月经，却并不排卵。

Q14

前几次怀孕的胚胎都停止生长，能做试管婴儿吗？

A如果是这种情形，则必须先找出反复流产的原因。不管是人工还是自然受孕，排卵、盆腔状况、输卵管畅通程度、精子质量、内分泌等方面的检查缺一不可，因为这些都是会影响怀孕的。

而试管婴儿治疗，医生通过取卵、体外胚胎培养，可以帮患者略过包括输卵管抓卵、精卵结合、胚胎运送等复杂过程，直接将培养好的胚胎植入母体以达到迅速怀孕的目的，所以和输卵管骨盆结构相关的造影检查及腹腔镜检查不一定要做。如果原因不明，则可以考虑进行试管婴儿。如果是染色体异常，则可以通过胚胎着床前筛检，来选择染色体正常的胚胎植入。

造成重复性流产或试管疗程失败的原因有很多，包括：夫妻双方有染色体异常、自体免疫异常、子宫先天异常、子宫肌腺症、子宫肌瘤、子宫内膜息肉、子宫腔粘连、卵巢黄体功能不足等原因。

有些原因可以在做试管疗程之前给予手术校正，有些则需要药物辅助治疗。有些实在找不出原因，通过重复试管婴儿疗程也可能克服重复流产障碍，求子成功。

Q15 ....
没有结婚可做人工授精或试管婴儿吗？

A 目前国内做人工生殖需要三证：身份证、结婚证、准生证，因此接受人工生殖治疗是有资格限制的，需是合法的夫妻才可以进行，目的是为了健全人工生殖之发展，保障不孕夫妻、人工生殖子女与捐赠人之权益，维护伦理及大众健康。因此同居、离婚关系的男女是不能做人工生殖的。如果配偶死亡，则视同婚姻关系自动解除。

Q16 ....
在进行人工生殖前，可先试口服排卵药吗？

A 一般而言，如果使用口服排卵药6个月后仍没有怀孕，再使用对怀孕的促进作用是有限的。用来刺激排卵的药物，在一些女性身上重复使用的话，已被证实会导致子宫内膜变薄。加上药物有副作用，因此不建议一直持续使用口服排卵药。其实可以尝试选择更积极的方式，如人工授精或试管婴儿疗程，在短时间内帮助自己怀孕，尤其是年纪超过40岁的高龄女性。

Q17

....

人工授精可以做几次？

A人工授精基本上没有次数限定，但是研究指出，若人工授精做3次以上仍未怀孕，继续做下去能成功的概率有限（可能不到10%），因此已经做过3次人工授精仍不能成功怀孕的人，建议直接采用试管婴儿生殖技术。人工授精成功率为20%～25%，试管婴儿成功机会要比人工授精高一倍以上，成功率平均约为40%，且活产率也可达30%，两者都远高于再次做人工授精。

如果要做人工授精，先决条件是女性的输卵管必须畅通无阻，卵巢功能也不能太差；而男性精液要有一定的质量，活动力最好能大于30%，数量则不低于每毫升500万只。如果精子不怎么动，成功机会当然不大，所以假如精液质量很差，最好直接做试管婴儿。

Q18

....

为何明明有排卵，还是不孕？

A这可能有以下几个原因影响：

1. **在受精阶段的原因**：精子在通过子宫颈时，可能绝大部分被子宫颈黏液绊住，子宫颈或子宫腔内有粘连，输卵管有问题（如盆腔粘连、输卵管水肿阻塞使卵子无法进入输卵管等），都是可能的影响因素。

在排卵期，子宫颈黏液会分泌，而且变得清稀，可以让精子容易通过子宫颈内管进入子宫腔内。但是有的妇女因体质原因不容易产生足量子宫颈黏液，这时候精子不容易进入子宫腔内，就不容易怀孕。另外，有些妇女会产生抗精子抗体，抗体在子宫颈黏液中以高浓度的方式分泌出来，将使精子无法游动，就会阻碍受精。

大多数输卵管阻塞由衣原体和淋球菌的入侵所致，起初并没有任何的症状，后来就可能引起炎症，时好时坏，久而久之就引起输卵管狭窄，甚至导致阻塞。

引起输卵管阻塞的原因首先就是感染，其次是子宫内膜异位症，还有以前动过开腹手术，术后引起粘连，或是曾经动过输卵管手术等都可能引起输卵管阻塞。

输卵管内侧有上皮细胞，通过蠕动输送卵子或受精卵。如果输卵管阻塞或即使输卵管通畅，可是因为炎症或输卵管水肿导致输卵管上皮细胞无法顺畅蠕动时，精卵就无法结合或受精卵就无法到达子宫进行着床。

2. **卵子不良和胚胎发育、着床异常**：不好的卵细胞内会出现许多颗粒或空泡。当卵子不成熟、过熟或异常时，受精的过程会出现许多障碍，就很难怀孕。即使成功受精，形成的胚胎质量也不好，最后无法发育而萎缩。此外，也可能因子宫内膜厚度不足、子宫腔内有肿瘤（如息肉、肌瘤），造成胚胎着床障碍。

3. **发生流产**：流产原因有多种，包括胚胎本身染色体异常、黄体酮不足、母体有自身免疫抗体、子宫内膜异位症、子宫肌腺瘤等原因。

Q19
....

人工生殖失败，是要继续治疗，还是先休息？

A 对一般患者来说，如果试管婴儿治疗未成功，因为取过卵，卵巢会留下取卵针穿刺的伤口，须等伤口复原，所以间隔至少1个月会比较妥当，通常会建议休息1~2个月，使新卵子形成。如果不间隔，才失败就马上接着再做，因为前一个月卵巢刚接受了注射排卵针的刺激，还没完全消肿、黄体还没完全消退，甚至会有卵巢囊肿存在，会干扰后续卵泡的发育、卵子的质量以及排卵监测的判定，所以建议至少间隔1个月，等到身体（主要是卵巢）及心理复原后，再进行下一次试管婴儿的治疗。如果是人工授精，因药物排卵刺激较轻微，则可以紧接着上一个周期连续治疗。

小于33岁的妇女，卵巢功能大部分都还不错，不管间隔几个月，甚至间隔一两年再做，人工生殖的成功率都没多大差别。

但35岁以上的妇女，因为卵巢功能在急速衰退，每延迟半年，成功率就明显下降一截，所以人工生殖疗程最好不要间隔半年以上。

Q20
....

做人工生殖治疗，能指定胎儿性别吗？

A 以目前的人工生殖科技而言，虽然可以用植入前遗传诊断的方式来筛选性别，但一方面必须以试管婴儿的方式来进行，费用高且无法保证一定能怀孕，另一方面会造成男女比例失衡，因此不鼓励这样做。若以精子筛选的方式，不论是人工授精或试管婴儿，成功率都不到70%。

为了避免男女比例失衡，我国法律规定，除非有性别遗传性疾病，否则不能指定胎儿性别。

Q21
做人工生殖治疗，就可提高怀双胞胎的概率吗？

A 试管婴儿疗程，植入胚胎数越多，多胞胎的概率越高。根据统计，经由人工生殖技术而成功活产者，大部分仍是单胞胎，有20%～30%会形成多胞胎。其实人类的生殖环境先天上适合单胞胎，而国外目前也倾向植入单一胚胎，这样可以减少多胞胎概率，以及多胞胎所衍生的问题，例如母体负荷变大，较易发生心力衰竭、肺水肿、妊娠高血压、妊娠糖尿病、早产、产后大出血等症状。同卵双生形成畸形儿、连体婴的比例，更是高出一般胎儿许多，甚至还有脐带打结纠缠使胎儿突然丧失心跳等危险。多胞胎的胎儿也可能早产，早产治疗也易引发合并症及后遗症。

怀双胞胎时，流产及早产比例确实相当高，特别是早期12周以下的自然流产及怀孕20～28周的不慎早产。在双胞胎诞生以后，往往也有胎儿体重过轻或有先天缺陷、发育不良等情形。

传统看法认为，怀双胞胎代表双喜临门，然而对妇产科医生来说，孕妇怀双胞胎就意味着在产检的照顾上要比一般孕妇更为谨慎，也要更警惕发生上述所提及的种种妊娠风险。怀双胞胎其实属于高危妊娠。

因此，在人工授精和试管婴儿治疗后如果发现是多胞胎，可以进行减胎，通常会考虑只保留一个胎儿。如果想保留双胞胎也是可以的，但必须考量下列因素，包括母亲有无潜在疾病（如糖尿病、高血压、心肺功能方面的疾病）、母亲本身的心理状态，以及家人的支持度、家庭的经济条件等。

Q22 ....

终止人工生殖治疗的标准是什么？

A有位40岁的女士来我的门诊，只进行了1次试管婴儿疗程就怀孕了，遗憾的是怀胎8周胎死腹中。后来又进行了6次试管婴儿疗程，都无法怀孕。反复进行试管婴儿，结果能够采用的卵子数逐渐减少。42岁以后，做最后一次的治疗，也就是接受第8次试管婴儿后，结果却怀孕了，且平安生产。

她在最后一次试管治疗周期采用的卵子其实并不是特别好。为什么以前几次卵子质量都比最后这次好都无法怀孕，这次却怀孕成功，着实不得而知。

反之，进行6次试管婴儿疗程，每次都采用好的卵子，结果却无法怀孕，只好放弃治疗的人也是有的。

因此要准确推测人工生殖治疗后的结果是很困难的。持续不孕治疗的过程，只能利用一些研究统计来进行预测。列举如下：

1. 接受一般不孕治疗的人（服排卵药和人工授精）约90%两年之内会怀孕。若进行两年治疗还无法怀孕，最好考虑试管婴儿疗程。

2. 人工授精的怀孕率，连续3次的累积怀孕率最高，第4次以后增加有限，从第6次以后就开始降低，所以不必再持续下去，应改用试管婴儿治疗。

3. 试管婴儿等辅助生殖医疗，持续同样的治疗到第4次累积怀孕率最高。上面那位女士第8次试管婴儿治疗才怀孕，其实这样的情况已是少见。

4. 提示卵巢机能的指标，血中促卵泡激素（FSH）为25IU／ml以上或缪勒氏管激素酶（AMH）小于0.13ng／ml，不管使用任何方法，怀孕率都非常低。

5. 40岁以上的人试管婴儿的成功率相对较低。45岁以上想要怀孕就更困难了。

6. 子宫肌腺症严重时，怀孕率较低。

使用目前的辅助生殖医疗技术时，怀孕的必要条件就是精子、卵子与子宫要正常。因此卵子的质量不佳，或子宫有严重的问题存在时，就很难怀孕了。

如果没有明显的问题，像先前的例子，出乎意料之外，也可能会出现怀孕的情况。但也有可能与预期相反，一直无法怀孕。

虽然人工生殖科技已经很进步了，但仍然有一些障碍需要科学家和医学专家努力克服。举例来说，如何突破胚胎着床障碍，是今后我们要研究的重要课题之一。

目前要尽全力明确自己应该要使用何种治疗方法、持续多久的治疗时间、要进行几次治疗，然后下定决心全力以赴。这是非常重要的问题，可以花一点时间和医生商量一下。当然，选择停止治疗是很痛苦的事情，但是过了一段时间之后，夫妻就应考虑接受现状，考虑两人世界的生活。当然也可以转变观念，采取领养的方式，来让家庭更圆满。

Q23
精子在阴道口，会怀孕吗？

A一般而言，体外性交或体外射精也是一种避孕方法，但是避孕效果令人质疑，男性必须要有很强的控制力，在快要达到高潮前能够及时拔出阴茎在体外射精。然而，在男性感觉快要射精时，往往已经有少部分精液流出或来不及拔出。

如果再加上女性刚好是排卵期，那么也是有可能怀孕的。当然如果男性并未有阴茎插入阴道的动作，只是射在女性身上，这种情况怀孕的概率比较小，但不能保证绝对不会怀孕。换句话说，最安全的性行为、最好的避孕方法，还是戴避孕套、吃避孕药，或不要射在体内，会更加保险一点。

至于怀孕的征兆，多半是借由女性自己感觉或依自己的生理情形而发现的，不过仍有些迹象可循，如月经停止，乳房有刺痛、膨胀和瘙痒感、常有恶心或呕吐的感觉，皮肤颜色有变化，容易疲倦，尿频等。

Q24

安全期不会受孕，是真的吗？正确的安全期如何计算呢？

A 安全期只适用于经期规律的女性，但即使经期规律，安全期也容易受到压力等因素影响而发生变化，所以避孕失败率较高。

医生通常建议新婚夫妻采用避孕套或口服避孕药来避孕，搭配在安全期行房，是最保险的做法。

对于经期规律的女性来说，月经第一天往前算的第14天，是排卵日，排卵日的前后3天是危险期，约为期1周。避开这一周的时间，就是安全期。

Q25

常啃鸡爪、鸡翅会容易罹患子宫部位肿瘤？

A 子宫肌瘤是很常见的妇科疾病，在成年女性中的发病率约为50%。目前只知道子宫肌瘤的发病跟激素有关，但是原因不明，跟吃鸡翅、鸡爪扯不上关系，没那么可怕。而30%～40%的巧克力囊肿患者容易复发，术后应该服抗雌激素或是打针，才能将复发风险降低至10%以下。同时术后也应该每3个月到半年定期复查，看看是否产生变化。

子宫内会长肿瘤，跟患者体内雌激素过高有关，因此要避免吃油炸、高糖分食物。另外也要谨慎食用一些健康食品，像月见草、蜂胶、灵芝、葡萄籽、蜂皇乳等，都会转换成体内雌激素，有肌瘤、子宫内膜异位症、卵巢肿瘤的女性，都不应该随意服用。

Q26
在什么状况下要做夫妻染色体检查？

A 一般来说，如果有以下的情况，就需要做染色体检查：

1. 家族有染色体病史（有遗传性疾病）。

2. 重复性流产。

3. 人工授精、试管婴儿重复3次以上均失败。

4. 暴露在化学药剂之中，或化疗、放疗后的患者。

通常通过抽血（含有核白细胞）即可检查，结果只需要3周便能知道。

Q27
女性若有不孕症，可以进行卵巢移植吗？

A 如果女性有不孕症，还是必须先找出造成不孕的原因，然后再进一步判断是否适合卵巢移植。

如果造成不孕的原因是卵巢早发性停经，也就是未满40岁就已经停经，解决的方式就有以下几种：

1. 找适合的捐卵者。

2. 卵巢组织或全卵巢移植。

目前全卵巢移植国内还没有成功的案例，但在比利时有将卵巢移植到双胞胎姐姐身上的案例，这也是目前全球唯一成功的案例。

至于异体卵巢移植在全球则没有成功的案例，主要还是因为血管新生及排斥的问题。

Q28

不孕症有自我检测的方法吗？

A 不孕症目前还没有自我检测的方法，建议还是以病史来做判断，例如经期、经血量、性生活的频度等，这样较为准确。

Q29

不孕症的检查是否会顺便检查性病？

A 在不孕症的检查中，也会包含性病检查的项目。主要的原因是因为性病会导致生殖器官的病变，与不孕有相当程度的关联。

一般来说，不孕症的检查项目有以下几项：

1. 子宫、输卵管造影。

2. 妇科超声检查。

3. 内诊。

4. 激素抽血检查（包含男女生殖系统、甲状腺、脑垂体等的相关激素）。

5. 精液检查。

6. 性病感染检查：包括衣原体、梅毒、艾滋病筛检。

单纯的不孕症检查不会特别强制检查性传播疾病。任何一种疾病检查，只要当事人没有要求进行检查，医疗单位是没有办法强制要求的。

只有进行孕前或产前检查时，才会建议进行性传播疾病的检测，毕竟在生育过程中若有性传播疾病问题，是可能影响胎儿健康的。

Q30 ....
糖尿病患者是否比较容易不孕？

A糖尿病是内分泌代谢性疾病，会导致糖、脂肪、蛋白质等多种物质的代谢功能紊乱，而女性患者月经不调和闭经的发生率较高，所以不孕的可能性就会增高。

糖尿病造成不孕的病因可能与以下几个因素有关：

1. 肥胖：部分糖尿病患者会因为代谢异常而肥胖，而肥胖正是不孕的原因之一。

2. 免疫问题：部分糖尿病患者在血浆中会有抗胰岛素抗体，甚至有时还会测到卵巢抗体。

不过，因为妊娠对糖尿病患者和婴儿都不利，尤其是合并有高血压、肾脏疾病及视网膜病变的患者，或是年龄已经超过35岁的患者，其实都不太适合怀孕。真的想拥有自己的宝宝，还是应该先找医生诊断，采取适合的方式才好。

Q31 ······

青春痘和不孕症也有关系？

A严格来说，青春痘和不孕症并没有很绝对的关系，但是这是单就青春期的青春痘而言。

因为多囊卵巢综合征、雄性激素偏高都容易导致月经不规律，易引发多毛、长痘等症状。所以，已经超过了30岁，不再是青春期的朋友们，如果突然长出青春痘就要特别注意了。

Q32 ······

不孕症看中医、吃中药也有用吗？

A这个问题真的是见仁见智，有人可能会坚持认为自己就是靠中医调理身体而成功受孕的，也有人可能会觉得不可思议，还是靠西医来得快且有效。

我在这里并不特别提倡哪一种方式较好或较有效，我认为只有一个原则，就是挑适合自己的方式，且注意安全。

以中医来调理身体且成功受孕的案例并不少，但我会建议大家最好找自己信任的中医师，且在药材的选择上多加注意，以免因为吃进过多的重金属而造成身体伤害，妨碍了"好孕气"。

Q33

月经很准也会有不孕症的问题吗？

A在门诊时，最常被问到的就是："医生，我的生理期都很正常，为什么这么难怀孕啊？"

其实，生理期很规律，是代表排卵很规律，但却不能保证卵子的质量是好的。假使你的年龄已经很大了，或是身体有其他的慢性病（例如糖尿病），或是生殖器官不健全，就算生理期正常，排卵规律，也不见得能够顺利受孕。

Q34

治疗不孕症的方法有哪些？

A治疗不孕症的方法有以下几种：

1. 排卵期同房、吃排卵药。

2. 处理造成不孕的病灶，例如肌瘤或腺瘤。

3. 人工授精。

4. 试管婴儿。

5. 精卵捐赠。

6. 以生殖保存技术冷冻卵子、精子、胚胎。

7. 胚胎着床前筛检及诊断。

Q35 ....

治疗不孕症的费用很贵吗？

A治疗不孕症的费用并不便宜。除了人力成本外，还有技术成本，以及实验室的仪器使用成本等。这些都是高科技的仪器，自然也不可能是廉价的，再加上药物是从欧美进口的，药费自然也不便宜。

Q36 ....

精氨酸和一氧化氮可以治疗不孕症吗？

A精氨酸可以活化和制造精子，使精子的活动力增强，对因为精子数量不足，或是精子活动力不强而导致不育的患者，是有相当程度的治疗效果的。

至于一氧化氮，通常是用来扩张血管，治疗心肌梗死患者的，泌尿科则用来治疗阳痿，使勃起更容易。如果用在女性身上，塞至阴道可以增加子宫血流量，让子宫内膜增厚，易于着床。不过这个部分的临床案例数还不够，还不能够证实有确切的疗效。

想怀孕就怀孕

破解不孕不育顺利当爸妈

文图编辑：霍丽娟

美术编辑：吴金周